Larynxödem

und

submucöse Laryngitis.

Eine historisch-kritische Studie

von

Dr. Arthur Kuttner.

Mit einer Tafel.

Berlin,
Druck und Verlag von Georg Reimer.
1895.

Das „Larynxödem“ hat bis vor kurzer Zeit als eine Art von Sammelbegriff gegolten, in den man alle möglichen Kehlkopferkrankungen, deren anderweitige Placirung irgend welche Schwierigkeiten verursachte, mit Vorliebe unterbringen zu pflegte. Allzu ängstlich ging man bei dieser Klassificirung nicht eben zu Werke: wenn nur irgend welche Durchtränkung des Larynxgewebes vorhanden war, so kam es wenig darauf an, ob diese serös oder eitrig, acut oder chronisch, circumscript oder diffus, fieberhaft oder nicht verlief — alles wurde unter den bequemen Begriff des Larynxödems rubricirt. Wohl hatten viele und wahrlich nicht die schlechtesten Autoren versucht, in diesen Wirrwar Ordnung zu bringen; eine ganze Reihe von Krankheitsbildern hatte man aufgestellt, von denen jedes mit einer besonderen Definition und einem besonderen Namen als Etikette ausgerüstet wurde, aber immer und immer wieder wurden bei der Mannichfaltigkeit der Praxis die Grenzen zwischen den Einzelbildern verwischt, bis schliesslich Tobold in seinem Lehrbuch und in der 2. Auflage der Eulenburg'schen Realencyclopädie mit Entschiedenheit dafür eintrat, man möge doch überhaupt keinerlei Trennungsversuche mehr vornehmen, sondern alles, was bis dato unter den Namen Larynxödem, Oedema glottidis, Laryngitis submucosa, Laryngitis oedematosa, Laryngitis phlegmonosa, Angina laryngea infiltrata, Laryngitis sero-purulenta, Laryngitis submucosa purulenta, Angina laryngea oedematosa veröffentlicht worden sei, als ein einziges und einheitliches Krankheitsbild auffassen.

Nicht eben viele Autoren wollten diesem Vorschlage Folge leisten; in den meisten Lehrbüchern, und speciell in denen neueren und neusten Datums, hielt man die einzelnen Krankheitsbilder auch ferner streng aus einander und desgleichen that man mit dem eben angeführten Namen, von denen bald dieser, bald jener als Ueberschrift an der Spitze eines eigenen Capitels figurirt, das jedesmal der Schilderung eines besonderen Krankheitsbildes gewidmet ist. Es wurden also nunmehr, um die Verwirrung vollständig zu machen, dieselben Ausdrücke, die von dem einen Autor zur Bezeichnung ein und derselben Sache gebraucht werden, von dem anderen zur Charakterisirung sachlicher Gegensätze benutzt.

Eine derartige Unsicherheit in der Terminologie ist aber immer verdächtig für die Sache selbst; denn man pflegt über einen passenden Namen nicht mehr lange zu streiten, wenn man erst über das Ding an sich im Klaren ist.

Und in der That, auch bei der vorliegenden Materie ist die Vielgestaltigkeit der Nomenclatur kein Spiel des Zufalls, sondern es liegt derselben eine tiefe und oft schon bedauerte Unsicherheit und Zerfahrenheit zu Grunde, welche die Sache selbst betrifft.

Der Mangel an kritischer Sichtung, der sich allerorten in der Auffassung und Gruppirung der hierher gehörigen Affectionen nicht weniger, als in ihrer Terminologie zu erkennen giebt, hat gar mancherlei Ursachen. Einmal war es die Jahrhunderte lang andauernde Discussion, die mit unzureichenden Mitteln (d. h. ohne Laryngoskop und ohne Mikroskop) arbeitend, die Sache immer mehr und mehr verwirrte, anstatt sie zu klären; und dann, als Kehlkopfspiegel und vorgeschrittene anatomische Untersuchungsmethoden den alten Streit hätten schlichten können, da stellte jeder Autor eigene Principien für die Eintheilung auf, wie es ihm gerade gut dünkte: der eine betrachtete das Spiegelbild des Kehlkopfes als das Entscheidende; der andere richtete sich nach diesem oder jenem Symptom, das er für ausschlaggebend hielt; der dritte schied nach pathologisch-anatomischen Merkmalen und der vierte endlich suchte ätiologisch, bezw. bakteriologisch sich die Grenzwerthe für sein System zu construiren. Die überwiegende Zahl der Aerzte, die sich ja nicht speciell dem Studium der Kehlkopfkrankheiten widmen kann, hat es schon lange aufgegeben, sich in diesem Durcheinander zurecht zu finden. Man hat sich einen Namen herausgegriffen — durch die Tücke des Objectes natürlich den allermangelhaftesten — und begreift nun unter diesem, dem Glottisödem [1]), alle die Fälle, in denen durch irgend eine acut auftretende Erkrankung des Kehlkopfes Athmung und Schluckbewegung plötzlich in bedenklicher Weise gefährdet werden.

Auf endliche Klarheit in dieser verwickelten Frage werden wir meines Erachtens nur dann rechnen können, wenn wir uns zuvörderst einmal den ganzen Entwickelungsgang der hierher gehörigen Forschung in's Gedächtniss zurückrufen. Nur eine kritische Würdigung der Geschichte des Larynxödems [2]) kann uns Aufschluss darüber geben, welche Berechtigung die Auffassung und die Terminologie der einzelnen Autoren haben. Und die Ergebnisse dieser historischen Betrachtung mögen dann die Basis bilden, auf Grund deren ich versuchen will eine nach möglichst einheitlichen Principien aufgestellte, durch Krankenbeobachtung, mikroskopisch und experimentell bakteriologische Untersuchungen

[1]) Als Bayle im Anfang unseres Jahrhunderts diesen Namen vorschlug, bezeichnete man mit „Glottis oder Stimmritze“ denjenigen Raum, der vom Stimmband, Taschenband und ary-epiglottischer Falte jederseits begrenzt wurde. Bichat sagt hierüber im II. Bande seiner descriptiven Anatomie p. 395: „La portion de cavité laryngienne comprise entre ces deux replis (superieur et inferieur) et les ventricules, compose la partie essentielle de la glotte“ und p. 397: „L'ouverture supérieure du larynx est improprement nommée la glotte par quelques anatomistes; formée en avant par l'epiglotte, elle l'est en arrière par les deux aryténoides et en dehors par deux replis de la surface muqueuse qui se prolongent entre les cartilages“. Heutzutage hingegen versteht man unter Glottis nur die zwischen den Stimmbändern liegende Spalte, und deshalb ist die Bezeichnung „Glottisödem“, die damals nur ungenau war — denn es kann doch nicht ein Raum, sondern nur die Begrenzung eines Raumes ödematös werden —, für uns geradezu falsch, weil es sich in der überwiegenden Zahl von Fällen gar nicht um Oedeme der Stimmbänder, sondern um solche in der Umrandung des Aditus laryngis handelt.

[2]) Da ich erst am Schluss dieser Arbeit meine Stellung zu der vorliegenden Frage präcisiren werde, so werde ich mich bis dahin des möglichst wenig präjudicirenden Ausdruckes „Larynxödem“ bedienen.

gestützte Klassification aller der hier in Betracht kommenden Prozesse vorzuschlagen.

Das Krankenmaterial, dessen Beobachtung dieser Arbeit zu Grunde liegt, verdanke ich neben mehreren Fällen meiner Privatpraxis den Directoren des städtischen Krankenhauses am Urban, Herrn Professor Dr. A. Fränkel und Herrn Dr. Körte. Der Abtheilung des ersteren entstammen vier, der des letzteren ein Fall. Es ist mir eine angenehme Pflicht, beiden Herren auch an dieser Stelle für das freundliche Entgegenkommen, mit dem sie auf alle meine Wünsche eingingen, meinen verbindlichsten Dank auszusprechen.

Dass eine Krankheit, die mit so erschreckender Plötzlichkeit auftritt und gar oft zu einem so jähen Ende führt, wie das Larynxödem — dass eine solche Krankheit der scharfen Beobachtungsgabe unserer alten Aerzte nicht entgangen sein dürfte, ist von vornherein wahrscheinlich. Das Organ aber, an welchem sich die verhängnissvollen Veränderungen abspielen, war Jahrhunderte lang jeder directen Untersuchung in vivo der Art unzugänglich, dass man nie aus unmittelbarer Anschauung, sondern immer nur nach speculativen Raisonnements auf Grund einzelner Symptome zu einer Diagnose kommen konnte. Symptome aber sind gar oft trügerische Wegweiser, und ganz besonders trügerisch da, wo es sich um Affectionen der oberen Luftwege handelt, bei denen wir, mutatis mutandis, immer nur Schmerzhaftigkeit, erschwerte Athmung und mangelhaftes Schluckvermögen constatiren können. Dass unter solchen Verhältnissen eine reinliche Scheidung der einzelnen Krankheitsbilder von einander zu jener Zeit geradezu unmöglich war, liegt auf der Hand; aber das, was die grossen Aerzte des klassischen Alterthums zu Tage gefördert haben, mit keinem anderen Hülfsmittel ausgerüstet als mit der ihnen von der Natur verliehenen scharfsinnigen Beobachtungs- und Combinationsgabe, — das ist genug, um heute und immerdar ihrem Geiste unsere staunende Bewunderung zu sichern.

Hippokrates beschreibt eine ganze Reihe von Halsentzündungen. Unschwer kann man die Fälle, die er gesehen, aus seiner Beschreibung heraus nach unseren heutigen Begriffen klassificiren. In seinem Praenot. lib. I, No. 170 schildert er die einfache Angina. No. 171 spricht er vom Erysipel des inneren und äusseren Halses. Im dritten Buche über die acuten Krankheiten erkennen wir nach seiner Beschreibung mit Leichtigkeit Diphtherie und einfache Angina wieder. An einer Stelle aber (Paenot. lib. I, No. 169) finden wir folgenden Passus: „Angina gravissima quidem est et celerrime interimit, quae neque in faucibus, neque in cervice quidquam conspicuum facit, plurimumque dolorem exhibet et erecta cervice spirationem inducit.“ Diese Worte, wenn sie auch nicht ausschliesslich auf das Larynxödem bezogen werden müssen, passen doch auf keine andere Affection so gut als auf diese. In Betracht kommen könnte ja bei dieser Beschreibung nur noch die primäre Kehlkopfdiphtherie; aber das vollständige Freibleiben des Rachens von jeder Entzündungserscheinung, der erschreckend rasch eintretende Erstickungstod, welchen Hippokrates noch besonders hervorheben zu müssen glaubt, deuten doch wohl mit Wahrscheinlichkeit darauf hin, dass diese Schilderung sich auf das Larynxödem beziehen dürfte.

Aretäus aus Kappadocien, dessen Beobachtungsgabe wir viele ausgezeichnete Krankengeschichten verdanken, widmet den Halsentzündungen ein langes Capitel. Aehnlich wie Hippokrates unterscheidet er zwei Arten der Angina: eine, die mit sichtbaren Entzündungserscheinungen, und eine, die ohne solche verläuft (Cynanche und Synanche). Die erste Klasse umfasst die Rachendiphtherie, Parulis und Epulis, Angina tonsillaris u. s. w.; in der zweiten Abtheilung finden sich mehrere Bemerkungen, die mit grosser Wahrscheinlichkeit dafür sprechen, dass auch Aretäus Fälle von Larynxödem zu beobachten Gelegenheit hatte. Ausdrücklich hebt er wieder die grosse Schnelligkeit hervor, mit welcher diese Art der Angina zum Tode führen kann [1]): „Beginn der Krankheit und tödtlicher Ausgang folgen öfters in so kurzer Frist auf einander, dass nicht Zeit übrig bleibt, den Arzt zu rufen“. Unser Autor weiss auch, dass das Verschlucken eines Fremdkörpers (einer Fischgräte) solch' eine tödtliche Halsaffection auszulösen im Stande ist. Dann aber fährt er in seiner Beschreibung folgendermaassen fort: „Synanchen collapsio, graci-

[1]) lib. I. cap. VII. p. 5—6.

litas, pallor comitantur, oculi cavi, intus demersi, fauces et uvulae retractae, tonsillae multo magis subsidentes, vocisque privatio [1])". Schon die alten Erklärer fühlten heraus, dass diese Bemerkung in den Rahmen des eben besprochenen Krankheitsbildes nicht recht passen will, und sie gaben sich alle Mühe, um die Einheitlichkeit desselben zu wahren. So bemerkt Galen [2]) zu dieser Stelle: „Graciles vocantur partes conspicuae, non quod naturalem torositatem non habebant, verum tantum ideo, quia nullus praeternaturalis tumor in illis observabatur, uti in illis aliis anginae speciebus fieri solet". Ich aber glaube, dass dieser und mancher ähnliche Erklärungsversuch den Kernpunkt der Sache nicht trifft. Aehnliche Erscheinungen wie beim acut entstandenen Larynxödem hat wohl Aretäus auch in der Agone nach langwierigen, consumirenden Krankheiten gesehen; auch hier wird, wenn es zu Ende geht, die Stimme rauh und misstönend, das Schlucken wird erschwert, die Kranken schnappen ängstlich nach Luft — und so mag ihn die Aehnlichkeit dieser Symptome verführt haben, zwei ihrem Wesen nach grundverschiedene Dinge in ein Krankheitsbild zusammenzudrängen.

Jedenfalls ist dieser Irrthum später Jahrhunderte lang von einer Abhandlung in die andere übergegangen und hat nicht wenig dazu beigetragen, eine endgültige Aufklärung hintanzuhalten.

In Bezug auf die Terminologie geht Aretäus seine eigenen Wege. Hippokrates hatte die schweren Halsaffectionen unter dem Namen Cynanche zusammengefasst, die leichteren bezeichnete er als Paracynanche; Aretäus dagegen gebraucht für die ernsteren Erkrankungen den Namen Synanche [3]), für die leichteren den Namen Cynanche.

[1]) lib. I. cap. VII. p. 5—6.

[2]) De pulsibus ad Tyrones cap. ult. charter. Tom. VIII. p. 13. Siehe van Swieten. § 801.

[3]) Eine interessante Abhandlung über die Etymologie dieser Worte findet sich bei C. Aurelianus, lib. III, cap. I, p. 159 ...... synanchica passione, quae nomen a suspendii similitudine habet, quod non aliter quam laqueus praefocans interficiat: nam Graeci Anchonas suspendia vocaverunt, sive quod spiritum continendo spirationem neget: graeci enim συνέχειν continere appellant. Alii vero etiam cynanchen vel ly-

Cornelius Celsus[1]) hat dieselbe Eintheilung der Halserkrankungen im Grossen und Ganzen beibehalten. Auch er unterscheidet zuvörderst einmal zwei Arten von Angina, je nachdem dieselben mit oder ohne entzündliche Erscheinungen verlaufen. Hierbei hat er sich aber nicht genügen lassen; er hielt es für nothwendig, neben der Synanche und Cynanche noch eine Parasynanche und eine Paracynanche abzusondern, so dass Galen[2]), der diese Eintheilung unverändert in sein Werk aufgenommen hat, sich einer ironischen Bemerkung hierüber nicht enthalten kann: „Quippe tum primum homines res ipsas neglexerunt, quum nimio studio nomina quaerere inciperent". Aetius[3]) und Coelius Aurelianus[4]) geben des Galen's Ansichten unverändert wieder, nur hat der erstere, um die Verwirrung ganz vollständig zu machen, auch diejenigen Schluck- und Athmungsbeschwerden, die durch eine traumatische Verrenkung der Wirbelsäule hervorgerufen werden, unter dem Namen Cynanche noch mit einbegriffen.

In den folgenden Jahrhunderten finden wir bei Trallianus[5]) und Aegineta[6]) einige Bemerkungen, die sich wahrscheinlich auf unser Thema beziehen, und eben so enthalten Arbeiten von Antonio Benivieni, Lanfranc aus Mailand, Fernel, Brassavola, Rodrigues a Fonseca hie und da einzelne Andeutungen, die wohl als hierher gehörig betrachtet werden müssen; für die Sache selbst bedeuten sie keinerlei Fortschritt. In dem Hand-

nanchen hanc passionem vocaverunt, siquidem frequenter haec animalia afficit. Nam canes κύνας, lupos λύκος vocaverunt, quorum quoque similes voces, sive ululatus in synanchica passione constituti, cum praefocari coeperint, emittunt.

[1]) lib. IV. cap. IV. p. 196.

[2]) lib. IV. p. 42 und 43. Atque haec sunt quatuor eorum genera: Primum, ubi fauces inflammantur; alterum, cum neque fauces neque reliquae oris partes neque enim externarum partium ulla inflamata videtur, laborans tamen suffocationis periculum in gutture sentit. Tertium, ubi extrinsecus circa fauces inflammatio apparet; quartum, ubi gutturis partes tum externae tum interiores similiter affectae sunt.

[3]) Tetrabiblos II. Sermo IV. cap. XLVII.

[4]) lib. III. cap. I u. II. p. 159 u. 160.

[5]) lib. IV. cap. I. p. 219.

[6]) lib. III. cap. 37. p. 39.

buche von Cornelius Herls aus dem Jahre 1676, das sämmtliche Gebiete der Medicin behandelt und einen ungefähren Ueberblick über das Wissen und Können der damaligen Zeit erlaubt, findet sich nicht ein einziges Wort, welches auf unser Thema Bezug nimmt.

Aber auch diese Periode des Verlierens und Vergessens ging vorüber: Sydenham war berufen, eine neue Blüthezeit in der medicinischen Wissenschaft einzuleiten. Er unternahm die ersten geordneten, wenn auch noch recht schüchternen Versuche, durch das Studium von Leichentheilen der Heilkunde eine festere Grundlage zu verleihen als es die bisher übliche speculative Methode vermocht hatte. Zwei von seinen Sectionsprotocollen beziehen sich auf unser Thema, aber so schwer muss die klare Erkenntniss dieser Dinge gewesen sein, dass selbst seinem Scharfblick das Verständniss für die Ursachen, die bei diesem schweren Larynxleiden so schnell zu Tode führen, vollkommen verschlossen blieb [1]).

Hatte Sydenham den ersten Schritt gethan, um der Heilkunde eine neue wissenschaftliche Grundlage zu geben, die sich nunmehr weniger auf Raisonnements als auf Thatsachen stützen sollte, so war es Boerhaave, seiner Zeit der Grosse genannt, der die praktische Medicin in einer würdigen Weise neu belebte und förderte: seine Aphorismen waren die Basis, auf der ein neues System klinischer Anschauungen begründet wurde. Was diese beiden Grosses geschaffen, das wurde weiter ausgebaut und in das rechte Licht gerückt von Gerard van Swieten, einem Schüler Boerhaave's, der in seinen Commentaren die Werke seiner Vorgänger dem allgemeinen Verständniss näher brachte und dieselben aus seiner reichen Erfahrung und seiner staunenswerthen Literaturkenntniss ergänzte.

Boerhaave hatte die übliche Eintheilung der Anginen im Grossen und Ganzen beibehalten und unterschied zuvörderst auch wieder zwei Gruppen, je nachdem dieselben mit oder ohne sichtbare entzündliche Erscheinungen verliefen. Diese beiden

[1]) Einen diesbezüglichen Passus finden wir sect. IV. cap. 7. p. 357. Van Swieten bemerkt dazu p. 660 § 802: In hoc morbo causam subitae mortis non adeo tribuit affecto loco, quam copiosae materiae febrili in has partes depositae et non satis tempestive adhibitis efficacissimis remediis.

Hauptklassen aber theilte er in zahlreiche Unterabtheilungen, deren wir sieben (oedematosa, catarrhosa, inflammatoria, purulenta, scirrhosa, cancrosa, convulsiva) bei der ersteren, zwei bei der letzteren zählen; und diese beiden, die uns zuvörderst interessiren, werden in folgender Weise geschildert:

(§ 785 und 786): Illa (angina sine ullo signo tumoris externi internive) in fine morborum diuturnorum, maxime post ingentes, et saepe repetitas evacuaticnes, contingit; pallorem faucium, siccitatem harum, temeritatem simul, comites habet. (§ 786): Eadem species aliquando oritur subito sine signis manifestis praegressis ullius morbi.

Die erste Schilderung deckt sich — und darauf weisen auch van Swieten und Sydenham noch besonders hin — voll und ganz mit dem früheren Citat aus des Aretäus Schriften. Hier aber werden diese Erscheinungen zum ersten Male als agonale aufgefasst und, wenn auch an einem ungehörigen Platz erörtert, so doch in ihrem wahren Werthe gewürdigt[1]). Und auch darüber sind sich unsere Autoren klar, dass die localen Beschwerden in diesen Fällen nicht durch eine locale Erkrankung ausgelöst werden: „apparet, defectu vitalis liquidi collapsa esse omnia vasa, adeoque non adesse debitam copiam sanguinis arteriosi, et spiritum nervosorum ad actiones musculares requisitam[2])“. In § 786 wird nun aber behauptet, dass dasselbe Leiden, das eben als agonale Erscheinung beschrieben worden ist, sich auch ganz plötzlich einfinden könne, ohne dass irgend welche andere Erkrankung vorhergegangen sei. Es soll des ferneren dieses Leiden durchaus verschieden sein von der Angina inflammatoria, die nach Boerhaave als eine acut entzündliche Kehlkopfaffection ganz eigener Art eine durchaus gesonderte Besprechung verlangt und (§ 801 und 802) erfährt. Trotz aller Bemühungen aber will es van Swieten bei seinen Erkrankungsversuchen nicht glücken, die Abgrenzung der beiden Krankheits-

[1]) § 785 heisst es: A talibus causis ortam hujusmodi anginam observavit Sydenhamus (sect. I. cap. V. 122) post febres sive continuas sive intermittentes, cum deglutiendi primum difficultate et molestia, supervenientibus diende raucedine, oculis cavis et facie Hippocratia dicta, mortis certo imminentes signis.

[2]) § 785. p. 622.

bilder gegen einander stricte durchzuführen; so hilft er sich denn, da ihn die exacte Beobachtung im Stiche lässt, mit einem Vergleich. Ebenso, sagt er p. 623, wie ganz plötzlich ein Schnupfen in der Nase entstehen kann, der copiösen Ausfluss und eine Schwellung der Schneider'schen Membran hervorruft, so kann auch plötzlich eine starke Schwellung der Larynxschleimhaut entstehen, die am besten als eine suffocatorische bezeichnet werden dürfte. Bekommen doch auch Leute, die bei feuchtwarmem Wetter nur zum Fenster hinausgeschaut haben, plötzlich ein Gesichtserysipel, weshalb, fragt er, sollen nicht ähnliche Ursachen auch auf den Larynx wirken können?" Wie man sieht, war van Swieten nicht mehr weit von der Entdeckung des primären Larynxerysipels entfernt, aber dass sowohl Erysipel, wie suffocatorischer Katarrh auf Entzündungsvorgängen beruhen, das entging ihm vollkommen.

Die hauptsächlichsten Daten, die für unser Thema in Betracht kommen, finden wir unter der Aufschrift „Angina inflammatoria", welcher van Swieten[1]) in seinen Commentaren eine mehr als 40 Seiten lange Abhandlung widmet. Hier finden wir, allerdings vermischt mit mancherlei Zügen, die anderen Krankheitsbildern entlehnt sind, eine Schilderung, die zweifelsohne dem acut entzündlichen Larynxödem der späteren Autoren entspricht. Die drastischen Beispiele, die van Swieten aus seiner eigenen Erfahrung und aus der Literatur heranzieht, lassen trotz manch gegentheiliger Behauptung seiner Nachfolger eine andere Deutung kaum zu. Wieder wird ausdrücklich hervorgehoben, dass keine andere Art der Angina so schnell zum Tode führt wie diese, aber diesmal erhalten wir auch eine befriedigende Erklärung für dieses Factum: „si membrana internum laryngis cavum investiens, vel musculi claudendae rimae glottidis inservientes, inflammentur, patet facile, in quanto discrimine versentur aegri, cum a

[1]) § 802. p. 658. Si larynx inprimis acute inflammatur, et sedem habuerit malumin musculo albo glottidis, et simul in carnosis ei claudendae inservientibus, oritur dirissimo, subito strangulans, Angina. Signa ut priora (§ 801), dolor in elevatione laryngis ad deglutitionem ingens, auctus inter loquendum, atque vociferandum; vox acutissima, stridula; citissima, cum summis anyustiis, mors. Estque haec, sine signis externis, omnium pessima.

levi etiam hic nato tumore suffocatio lethalis immineat" (p. 658). Auch das Oedem der Larynxschleimhaut ist unserem Autor nicht fremd, darauf weist folgender Passus (§ 795) hin: „Longe majus discrimen imminet, si circa laryngem tales tumores aquosi haeserint, quam si pharyngem aut tonsillas occupent".

Eine weitere Förderung erfahren die anatomischen Verhältnisse der einschlägigen Erkrankungen durch **Morgagni**, welcher in einem Sectionsprotocoll die ersten präcisen, an einen concreten Fall geknüpften Mittheilungen über ein Oedem des Kehlkopfes giebt. Er weist darauf hin, welch wichtige Rolle der Kehlkopf zuweilen bei ganz plötzlichen Todesfällen spielt. So erzählt er im zweiten Buche von einer Patientin, die ganz plötzlich verstorben war und bei deren Section sich durchaus keine Todesursache nachweisen lassen wollte. Da fällt ihm ein, dass Claudius Fontano von einem ähnlichen Fall berichtet: „In virili cadavere ulcerosae arytaenoides earumque craffities ita adaucta, ut angustissimus in larynge meatus aegro difficillime, qui dudum sic vixerat, respiranti superesset"; so eröffnet er denn auch den Kehlkopf, und zu seiner Ueberraschung findet er die ganze subglottische Region des Larynx und die obersten Trachealknorpel von ihrer Schleimhaut entblösst, das Knorpelgewebe cariös und die Höhlung mit Eiter erfüllt[1]). Von dieser Zeit an scheint Morgagni die Eröffnung des Larynx bei all seinen Sectionen vorgenommen zu haben, aber obgleich an vielen Stellen pathologischer Befunde des Kehlkopfes Erwähnung gethan wird[2]), so findet sich ausser den erwähnten Stellen nichts mehr, was auf unser Thema directen Bezug hätte.

Mit Beginn des neuen Jahrhunderts wurde das Interesse für das uns beschäftigende Leiden in weitesten Kreisen rege; dafür sprechen die zahlreichen, jener Zeit angehörenden Publicationen, die ausführlich kritisch zu behandeln den Rahmen dieser Arbeit

[1]) lib. I. epist. IV. 24—27. p. 34. Conspectae igitur sunt membranae, quae linguae radicem, tonsillas et exteriorem undique laryngem convestiunt, lento subflavo sero plurimum urgidae sic tamen, ut tonsillae ipsae et canalium, quos memoravimus, interiora secundum naturam se haberent.

[2]) lib. II. epist. XV. 12. p. 132. epist. XXII. 25. lib. III. ep. XXVIII. 9—13. ep. XLIV. 3.

weit überschreiten würde. Ich werde mich daher begnügen, die einzelnen Nummern, so weit mir dieselben bekannt geworden, im Literaturverzeichniss namhaft zu machen und werde ausführlicher mich nur mit denjenigen Arbeiten beschäftigen, die zu Marksteinen in der Entwickelungsgeschichte unseres Themas geworden sind.

In Bichat's descriptiver Anatomie finden wir den anatomischen Befund des Larynxödems in seinen Einzelheiten schon ziemlich genau beschrieben[1]). Dasselbe erscheint ihm aber „als eine besondere, nur diesem Organ eigenthümliche Art der Anschwellung". Rein zufällig gelang es ihm, eine solche Erkrankung experimentell zu erzeugen. Bichat hatte um die Bewegungen des Kehlkopfes zu studiren, bei mehreren Hunden je einen Faden durch die Epiglottis gelegt und diesen aussen am Halse befestigt; eines dieser Thiere starb 24 Stunden nach dem operativen Eingriff und bot klinisch und anatomisch genau die Erscheinungen der Angina aquosa dar[2]). Dies war das erste, auf experimentellem Wege erzeugte acut entzündliche Larynxödem; Stauungsödem des Larynx hatte Lowerus[3]) schon Jahrzehnte vor dem durch Unterbindung der Jugularvenen hervorzurufen verstanden.

Im Jahre 1808 hielt Bayle vor der Académie des sciences zu Paris einen Vortrag, der unseren Gegenstand zum Thema hat. Eine ausführliche Wiedergabe desselben fand zum ersten Male statt im Jahre 1817 im Dictionnaire des sciences médicales. Bayle hielt es für nothwendig, für die von ihm beschriebene Affection einen neuen Namen zu wählen, all' die früheren schienen ihm nicht in gehöriger Weise den Inhalt und den Kernpunkt der Sache zu treffen. Dieser bestand für ihn in der ödematösen Durchtränkung des submucösen Gewebes, denn „elle

[1]) Vol. II. p. 399 ff. L'ouverture supérieure du larynx est soumise à une espèce particulière d'engorgement séreux qui ne se manifeste en aucun autre endroit et qui épaississant beaucoup ses parois suffoque souvent en tres-peu de temps les malades. Les auteurs ont indiqué les symptomes de cette angina particulière, mais ils ne connaissent pas l'état anatomique que présentent alors les parties.

[2]) l. c. p. 404.

[3]) De corde. cap. II. p. 123.

doit être regardée comme l'affection principale, puisque c'est contre elle qu'il faut d'abord diriger les moyens curatifs[1])". Diesem Standpunkt gemäss glaubte er alle hierher gehörigen Erkrankungen am besten zusammenfassen zu können unter dem Namen: Oedème de la glotte ou angine laryngée oedémateuse.

Sein Glottisödem ist ein fieberloses Leiden, das sowohl primärer (essentieller) als consecutiver (symptomatischer) Natur sein kann. In die letzte Rubrik gehören alle diejenigen Fälle, die durch einen Abscess in der Nachbarschaft, durch Ulcerationen mit oder ohne Caries der Knorpel, durch Larynxphthise u. s. w. bedingt sind; des ferneren können alle anderen acuten oder chronischen Erkrankungen, welche den Kehlkopf in irgend welchen Reizzustand versetzen, als Primäraffecte wirksam werden, um ein secundäres Glottisödem auszulösen.

Ueber das Wesen der essentiellen Angina oedematosa aber weiss Bayle nach seinem eigenen Urtheil nichts Zuverlässiges zu berichten. Er hat einzelne Fälle beobachtet, bei denen nach schweren adynamischen Fiebern eine leichte katarrhalische Entzündung des Kehlkopfes plötzlich die ernste Form des Glottisödems angenommen hat, und diese möchte er als primäre Oedeme ansprechen. Er bemerkt aber ausdrücklich, dass ihm kein einziges ursächliches oder auch nur prädisponirendes Moment bekannt geworden sei, welches diesen unvorhersehbaren Uebergang von einer durchaus harmlosen zu einer so ernsten Erkrankung erklären könne. Wie man sieht, sind diese Angaben über das primäre Oedem so unbestimmt, dass es nicht möglich ist, aus denselben irgend ein scharf umschriebenes Krankheitsbild herauszulesen. Nur in einem einzigen Punkte — und gerade dieser ist häufig übersehen worden — sind die Aussagen Bayle's unanfechtbar bestimmt: er weist (p. 506) mit Energie darauf hin, dass sein primäres Oedem nicht etwa mit der Angina inflammatoria Boerhaave's identisch sei; „die Verschiedenartigkeit des ganzen Krankheitsverlaufes sowie das Vorhandensein bezw. das Fehlen des Oedems und des begleitenden Fiebers bewiesen zur Genüge, dass die beiden Krankheitsbilder nichts mit einander zu thun hätten."

[1]) Dictionn. des sciences médicales. Paris 1817. Tom. XVIII.

Die Schilderung des klinischen Bildes ist Bayle vortrefflich gelungen, auch die pathologisch-anatomischen Verhältnisse sind in zutreffender Weise beschrieben, so lange wenigstens, als Bayle seinen eigenen Erfahrungen treu bleibt. Gegen Schluss seiner Arbeit jedoch citirt er anstandslos einen Satz Thuillier's[1]): „Le gonflement oedémateux est formé par une matière séro-purulente ou seulement séreuse", und die rein seröse Infiltration, die er so lange als unterscheidendes Moment festgehalten hatte, verliert jetzt jede charakteristische Bedeutung. Nachdem man sich über die Natur der agonalen Erscheinungen klar geworden war, war diese mangelhafte Definition des Oedems, die sich noch bis in die neueste Zeit hinein auch in angesehenen Lehrbüchern vorfindet, eine der Hauptursachen, welche einer endgültigen Klärung auf diesem Gebiete im Wege standen.

M. Bouillaud und Cruveilhier, die der Zeit nach direct auf Bayle folgen, kommen in ihren Abhandlungen zu dem Schlusse, dass Bayle zwar immer den entzündlichen Charakter der Affection im Sinne gehabt, diesen aber zu wenig betont habe. Bouillaud meint: L'oedème est une circonstance de la maladie qui nous occupe, mais il ne constitue pas le charactère fondamental: il est effet de l'inflammation qui est l'affection principale" (p. 193). Der zweite theilt sämmtliche entzündlichen Erkrankungen des Larynx kurzweg in solche, welche die Mucosa, und in solche, welche die Submucosa betreffen. Das seröse Filtrat aber bedeutet für ihn nur eine ganz untergeordnete, wechselnde Erscheinung und er hält es für verfehlt, dieses als Charakteristicum eines besonderen Krankheitsbildes hinzustellen[2]).

[1]) In die Zeit zwischen der ersten Mittheilung Bayle's vor der Acad. des scienc. (1808) und der Drucklegung seiner Arbeit (Dict. des scienc. méd. 1817) fallen 2 Thesen, die wohl beide als durch Bayle angeregt zu betrachten sind. 1) M. Louis-Benoît Finaz de Seissel, Paris 1815; dieser schlägt die Digitaluntersuchung der Epiglottis vor, um die Angina inflammatoria von dem Glottisödem unterscheiden zu können; des ferneren räth er bei drohender Erstickungsgefahr die Einführung eines elastischen Katheters in dem Larynx vorzunehmen. 2) M. Thuillier, Paris 1815, dessen Arbeit obiges Citat (p. 8) entnommen ist.

[2]) Bientôt l'oedème séreux, si je puis m'exprimer ainsi, devient oedème purulent (p. 5—6).

Beide Autoren haben ihren Auseinandersetzungen Fälle zu Grunde gelegt (acute Phlegmone des Pharynx und Larynx, erysipelatöse Erkrankungen des Kehlkopfes), die Bayle überhaupt nicht unter den Begriff seines Glottisödems aufgenommen haben würde, Fälle, die er entschieden als zum Krankheitsbilde der Angina inflammatoria gehörig bezeichnet hätte. Das aber haben bedauerlicherweise beide Autoren übersehen. Sie meinten, dass ihre Fälle nach der Terminologie ihres Vorgängers in dem Rahmen der essentiellen Angina oedematosa zu behandeln seien, und da ihnen das als ungehörig erschien, griffen sie beide zu neuen Bezeichnungen: Bouilland wählte den Namen Angina phlegmonosa, Cruveilhier den Namen Laryngitis submucosa.

Der Zustand der Verwirrung und Rathlosigkeit, welcher sich nach diesen Arbeiten einstellte, wird in drastischer Weise gekennzeichnet in dem Ryland'schen Lehrbuch, dessen Entwurf im Jahre 1835 mit dem Jacksonianpreis gekrönt wurde. Dieser möchte gern den Ansichten all' seiner Vorgänger gerecht werden und nimmt deshalb die verschiedenartigsten Eintheilungsprincipien in sein Werk auf. Er widmet dem Glottisödem ein langes Capitel, indem er sich genau an die Bayle'sche Lehre hält und charakterisirt dasselbe als ein in die Submucosa abgelagertes Entzündungsprodukt (variety of laryngitis in which the submucous tissue of the superior part of the larynx is rendered oedematous by the inflammatory process). Nach dieser Definition glaubt er sich nun aber auch berechtigt, die Bayle'sche Angina laryngea oedematosa mit Cruveilhier's Laryngitis submucosa zu identificiren [1]). Andererseits berichtet er aber weiter, dass auch jede katarrhalische Laryngitis (Cruveilhier's Laryngitis mucosa) von einer mehr oder weniger starken submucösen Infiltration begleitet zu sein pflegt [2]). Solche Fälle nun, auch wenn sie eine starke

[1]) La Laryngite sous-muqueuse, a disease which Bayle has so accurately described under the title of oedema of the glottis and which from other authors has received the name of laryngitis oedematosa (p. 30).

[2]) The acute or catarrhal laryngitis is always attended by a greater or less degree of sub-mucous infiltration, owing to which circumstance the name oedema of the glottis has been given in numerous instances to cases, observers not having discriminated between the serous in-

seröse Durchtränkung aufzuweisen haben, gehören aber seiner Meinung nach nicht zum Glottisödem, weil hier die Infiltration nicht eine primäre, sondern nur eine secundäre gewesen ist. Es werden also Fälle, die im Grossen und Ganzen genau denselben pathologischen Befund darbieten, — seröses oder eitriges Infiltrat der Submucosa — von einander getrennt, weil die einen angeblich primäre Entzündungserscheinungen an der Schleimhautoberfläche aufzuweisen haben, welche bei den anderen fehlen. Ich brauche nicht erst darauf hinzuweisen, wie schwer es ist, nicht nur zu Lebzeiten des Patienten, sondern auch auf dem Sectionstische solche Feinheiten aus einander zu halten, die nicht einmal durch eine mikroskopische Untersuchung mit Sicherheit entschieden werden können. Jene Zeit aber, mit ihren mangelhaften Hilfsmitteln war gewiss nicht im Stande, diese Dinge gehörig zu beurtheilen, weder in vivo, noch post mortem, und deshalb kann es auch niemand Wunder nehmen, wenn Ryland, der im Uebrigen eine seröse Durchtränkung des submucösen Gewebes eben so gut unter dem Namen Oedem behandelt wie eine eitrige, eng zusammengehörige Fälle in ganz willkürlicher Weise von einander scheidet.

In Deutschland hatte man ebenfalls den Arbeiten über das Glottisödem die gebührende Aufmerksamkeit entgegengebracht. Dies beweist die Abhandlung, die wir über dieses Thema in dem im Jahre 1829 erschienenen Albers'schen Lehrbuch finden. Albers kennt die Bayle'schen und Bouillaud'schen Arbeiten (Cruveilhier's Veröffentlichungen waren damals noch nicht erschienen), hält sich aber im Grossen und Ganzen, ohne sich auf eine ausführliche Discussion einzulassen, mehr an die Lehren des ersteren.

Aehnlich wie Cruveilhier will auch Bricheteau dem primären Larynxödem einen selbständigen Platz in der Pathologie nicht einräumen; denn es ist nicht irgend eine Besonderheit der pathologisch-anatomischen Verhältnisse, sondern nur die eigenthümliche Localisation, welche die Schwere der Erkrankung bedingt[1]).

filtration which takes place subsequent to, and in consequence of increased action in vessels of the mucous membrane above, and that, which originates in the sub-mucous cellular tissue itself (p. 50).

[1]) L'oedème qui affecte les lèvres de la glotte doit être envisagé comme

In den denkbar schärfsten Gegensatz zu den eben citirten Anschauungen setzt sich Sestier durch seine im Jahre 1852 erschienene Abhandlung über die Angina laryngea oedematosa, welcher mehrere vorher schon veröffentlichte Arbeiten desselben Autors über dasselbe Thema zu Grunde liegen. Für ihn ist die Angina laryngea infiltrata, wie er die Affection nennt, eine durchaus selbständige, wohl charakterisirte Erkrankung, und zwar eine der furchtbarsten, die den Menschen treffen können.

Als das Hauptergebniss seiner umfassenden Untersuchungen dürfen wir das Resumé auffassen, das wir p. 261 finden:

En résumé, l'oedème du sommet du larynx est le résultat:

D'une phlegmasie aiguë .... avec coopération de diathèse séreuse; plus ou moins avancée;

D'autres fois l'oedème des replis supérieurs du larynx est simple, non inflammatoire;

L'oedème du larynx est subordonné à la présence du sang tout récemment extravasé dans le voisinage du larynx; c'est là un oedème d'une nature speciale.

Peut-être, dans certains cas, l'oedème du larynx résulte-t-il d'une hypercrinie active.

Bei dieser Klassification musste Sestier zur Wahl eines neuen Namens schreiten, denn all' die früher vorgeschlagenen Bezeichnungen waren für seine Anschauungen nicht weit genug gefasst: die Bayle'sche Benennung Angina laryngea oedematosa passte nicht, weil Sestier in seinen Krankheitsbegriff auch diejenigen Fälle mit aufgenommen wissen wollte, bei denen „eine eitrige und blutige Infiltration" sich vorfindet [1]); Bouillaud's und Cruveilhier's Vorschläge mussten verworfen werden, weil

une altération fort grave à raison du lieu qu'elle occupe; mais cette altération consecutive qui est plus souvent d'ailleurs une phlegmasie, une infiltration purulente, qu'un épanchement séreux ne peut figurer au nombre des maladies primitives. C'est un épiphénomène qui survient dans le cours de diverses maladies du larynx et qui ne doit pas tenir un autre rang dans notre pathologie que les oedèmes que produisent les corps étrangers introduits dans l'économie, les chancres vénériens, les ulcérations intestinales.

[1]) Cette infiltration est formée par de la sérosité ou par de la lymphe plastique, d'autre fois par de la sérosité purulente ou de la matière purulente et quelquefois même par du sang (p. 1).

das Wort „Laryngitis“ sich nur auf die entzündlichen Fälle bezieht, die nicht entzüudlichen aber gänzlich ausser Betracht lässt. So wählte denn Sestier den Namen „Angina laryngea infiltrata“ weil dieser am wenigsten präjudicirt und die weiteste Begriffsbestimmung zulässt.

In Deutschland hatten mittlerweile Virchow's Arbeiten einen neugestaltenden Einfluss auf vielen Gebieten der Medicin ausgeübt. Man gewöhnte sich allmählich daran, der pathologischen Anatomie auch bei der Formulirung klinischer Anschauungen die führende Rolle zuzugestehen. So betrachtet es Pitha, der im Jahre 1857 einen längeren Aufsatz über das Oedema laryngis veröffentlicht, als dringendste Nothwendigkeit, zunächst einmal festzustellen, wie man sich eigentlich bei den verschiedenen Affectionen dem Begriff „Oedem“ gegenüber zu verhalten habe. Er unterscheidet ein einfaches Oedem bei Prozessen, „die mit Anämie und Hydrämie einhergehen“ und charakterisirt diese „als eine weiche, teigig eindrückbare, unebene, schlotternde, transparente Geschwulst, wobei die Schleimhaut selbst dünn, blass und glatt bleibt“. Der meist langsamen Entwickelung dieser Art stellt er eine „entzündliche, acut seröse Exsudation“ entgegen, „welche sich durch Röthung der geschwellten Schleimhaut und vermehrte Turgescenz der Geschwulst auszeichnet“. In diesen acut entzündlichen Fällen wird die Infiltration entweder durch ein „rein seröses oder ein geronnenes, plastisches Exsudat“ gebildet. Von diesen acut entzündlichen Formen sondert er noch des Weiteren diejenigen acuten oder chronischen Erkrankungen, bei denen das Infiltrat einen eitrigen oder jauchigen Charakter annimmt. Pitha selbst bemerkt, dass alles das, was zu den entzündlichen Ergüssen gehört, „kaum mehr als Oedem zu betrachten sei“, und doch hängt er an diesem Namen mehr als billig und gebraucht ihn trotz seiner strengen Definitionen immer und immer wieder, selbst zur Bezeichnuug von eitrigen oder jauchigen Infiltraten.

Ganz anders Friedreich, der in seinem vortrefflichen Lehrbuch dem Capitel des Glottisödems eine ausführliche Besprechung zu Theil werden lässt. Gerade diese Abhandlung bringt uns die Vorzüge ihres Verfassers, seine umfassende Literaturkenntniss, seinen klaren kritischen Blick und seine vortreffliche klinische und pathologisch-anatomische Durchbildung in vollkommenster Weise zum Bewusstsein.

Friedreich unterscheidet zuvörderst einmal ein einfaches Larynxödem, das mit Entzündungsvorgängen nichts zu thun hat und das sich darstellt als ein in das submucöse Bindegewebe abgesetzter, hydropischer Erguss, d. h. als das Transsudat einer klaren, farblosen oder leicht gelblichen serösen Flüssigkeit. Nach dieser scharfen, ohne Ausnahme festgehaltenen Definition des Oedems zieht der Autor bei der Erörterung der Aetiologie alle diejenigen Momente in Betracht, „welche für die Entstehung hydropischer Zustände im Allgemeinen wirksam sind“. Solche findet er in den Krankheitsprozessen, „in deren Folge Hydrämie und Anämie als acute oder chronische Hydropsie zur Entwickelung kommen“ (§ 65). Hierher rechnet er des Ferneren die durch venöse Stauung hervorgerufenen sogenannten passiven Oedeme, und drittens betrachtet er als hierher gehörig alle diejenigen Fälle, bei denen sich zu tuberculösen oder syphilitischen Larynxaffectionen ein seröses Transsudat hinzugesellt. Denn nach seiner Meinung kommt hier weniger ein Fortschreiten des Entzündungsprozesses auf das submucöse Gewebe in Betracht, als vielmehr „die in Folge des primitiven Leidens bestehende Kachexie und zu hydropischen Transsudaten geneigte Blutbeschaffenheit“ (S. 474).

Dieser Serie von Fällen stehen nun alle „die entzündlichen Formen der submucösen Infiltration“ gegenüber, für welche er nach Cruveilhier's Beispiel den Namen „Laryngitis submucosa“ gewählt hat.

Charakteristisch für diese Erkrankung im Gegensatz zum Larynxödem ist der entzündliche Ursprung derselben und die mehr oder minder eitrige, bezw. geronnen-plastische Beschaffenheit des Infiltrates. „Ueberhaupt schliesst sich“, wie Friedreich (§ 67) sagt, „die submucöse Laryngitis innig an die phlegmonöse Form der Kehlkopfentzündung an.“ Dieser letzte Passus ist nun allerdings meiner Meinung nach nicht präcise gefasst; denn die Formen der submucösen Entzündung, die Friedreich und Cruveilhier als Laryngitis submucosa bezeichnen, schliessen sich nicht nur an die Laryngitis phlegmonosa Bouillaud's an, sondern sie schliessen dieselbe voll und ganz in sich ein.

Mittlerweile war der Kehlkopfspiegel erfunden worden; und das unscheinbare Instrumentchen, das man Anfangs für ein Spielzeug zu nehmen gewillt war, hatte sich binnen kurzer Zeit die Anerkennung der ganzen Welt erzwungen. Gar manche altüberlieferte Anschauung musste reformirt werden, und viele Dinge erschienen in einem neuen, überraschenden Lichte. Nur für unsere Frage blieb eine geraume Zeit noch alles beim Alten.

Türk schildert das Kehlkopfödem ziemlich genau nach Sestier's Muster, und obgleich die Entzündung bei dieser Abhandlung in mannigfacher Gestalt als ätiologisches Moment von ihm herangezogen wird, so widmet er doch „der Entzündung des submucösen Bindegewebes" noch ein eigenes, selbständiges Capitel, in welchem Cruveilhier's Anschauungen als maassgebend anerkannt werden, so weit sie nicht gerade durch die Rokitansky'-sche Schule modificirt waren. Wohin diese Scheidung führt, erkennt man deutlich aus einem Vergleich beider Krankheitsbilder: die Symptomatologie und die Therapie decken sich bei beiden Schilderungen voll und ganz; die Aetiologie rechnet vielfach mit denselben Factoren: Entzündung der Rachenorgane, Verbrühungen, Infectionskrankheiten u. s. w. werden hier wie dort als ursächliche Momente herangezogen, und als anatomisches Substrat gilt das „serös-eitrige Infiltrat" sowohl für das Oedem als für die submucöse Entzündung (S. 183 und S. 283ff.).

Tobold verwirft die eben besprochene Zweitheilung, wie das aus dem in der Einleitung zu dieser Abhandlung citirten Passus schon genugsam hervorgeht, auf's Allerentschiedenste. Eine ausführliche Begründung seiner Ansichten giebt er in seinem Lehrbuch (S. 309), da heisst es: „Einige Autoren schildern gesondert zwei verschiedene Krankheitsprozesse und unterscheiden zwischen Glottisödem als einer einfach serös-hydropischen Infiltration und zwischen Laryngitis submucosa, als einer durch Entzündung hervorgerufenen submucösen Infiltration des Larynx. Sie betrachten dann die letztere Form als eine den phlegmonösen Prozessen analoge Form. Eine solche Scheidung ist indessen ebenso ungerechtfertigt, wie die oben angeführte anderweitige Nomenclatur, wonach eben die verschiedenartigsten ätiologischen Momente mit ihren Produkten zusammengeworfen erscheinen und wonach die einzelnen Autoren je nach dem vorherrschenden Primärleiden das secundäre Oedem beurtheilten und schilderten. Wo z. B. im Gefolge einer Perichondritis das Larynxödem auftritt, muss der anatomisch-pathologische Befund dem Grundleiden entsprechend natürlich ganz anders ausfallen, und andere Verhältnisse darbieten, als wenn das Oedem bei einer acuten Schleimhautentzündung oder bei Scharlach u. s. w. sich hinzugesellt. Dadurch ist aber eben in dem Grundtypus des Oedems nichts geändert, mag das Infiltrat ein mehr eitrig-purulentes oder rein seröses sein."

Das Bestreben Tobold's, für alle irgend wie hierher gehörigen Affectionen einen gemeinsamen Gesichtspunkt ausfindig zu machen, unter welchem dieselben ausnahmslos zusammengefasst werden können, ist gewiss ein dankenswerthes. Es ist ihm aber meiner Meinung nach nicht gelungen, diese Aufgabe in befriedigender Weise zu lösen. Erstens einmal ist es eben nach den allgemein herrschenden Grundsätzen der pathologischen Anatomie nicht zulässig, „eitrig-purulente Infiltrate" unter dem Namen „Oedem" su subsumiren, und dann hiesse es doch wirklich den Thatsachen Gewalt anthun, wollte man das Larynxödem, wie es sich als Theilerscheinung einer allgemeinen Hydropsie präsentirt, mit einer acuten Larynxphlegmone in ein einheitliches Krankheitsbild zusammendrängen. Werden aber die eitrigen Infiltrate aus dem von Tobold aufgestellten Paradigma ausgeschieden, so ist eben auch die ganze Einheitlichkeit dahin; und es bleibt nichts weiter übrig, als die Erkenntniss, dass die Begriffsbestimmung des Oedems, die endlich nach Jahrzehnte langem Irren von Sestier und Friedreich geklärt, als Basis der ganzen Forschung, hingestellt worden war — dass diese nun auch wieder verloren war!

v. Ziemssen hat in einer vortrefflichen Abhandlung in seinem Lehrbuch die Schwierigkeit, die das Wort „Oedem" mit sich bringt, vermieden. Aehnlich, wie Friedreich, bewahrt er diese Bezeichnung nur für die nicht entzündlichen, rein serösen Ergüsse, wie sie als Theilerscheinung des allgemeinen Hydrops, bei venösen Stauungen u. s. w. sich einfinden. Alle entzündlichen Formen, für die er eine erschöpfende Aetiologie giebt, fasst er unter dem von Bouillaud vorgeschlagenen Namen „Laryngitis phlegmonosa" zusammen. Diese Eintheilung ist durchaus annehmbar, nur muss man sich gegenwärtig halten, dass für unseren Autor die eitrige Schmelzung allein nicht den Begriff der phlegmonösen Entzündung ausmacht: er begreift unter diesem Namen vielmehr alle mit irgend welchen Infiltrationserscheinungen einhergehenden Entzündungen.

v. Ziemssen lässt aber die primäre phlegmonöse Entzündung des Kehlkopfes ganz ausserhalb des Kreises seiner Betrachtung. Er sagt zwar S. 281: „Die phlegmonöse Entzündung des Kehlkopfes ist fast immer eine secundäre Affection“, aber die primären Fälle, wenn sie auch selten sind, müssten doch immerhin eine Erwähnung erfahren.

Stoerck hat in seinem Lehrbuch keine neuen Gesichtspunkte für unser Thema aufgestellt.

Mackenzie folgt in seiner Eintheilung im Grossen und Ganzen den Sestier'schen Principien, doch macht er — und dadurch wurde ein wichtiger Fortschritt angebahnt — darauf aufmerksam, dass die primären Fälle des acuten Larynxödems ihm in irgend welcher Beziehung zur Septicämie zu stehen scheinen (p. 373).

Einige Jahre später erschien eine Monographie „über das primäre Erysipel des Kehlkopfes“ von F. Massei, die einen der bedeutsamsten Fortschritte in der Geschichte des Larynxödems darstellt. In dieser Arbeit wird der Nachweis erbracht, dass eine ganze Reihe von Kehlkopfaffectionen, die früher — der Autor weist besonders auf Trousseau's Mittheilung hin — als primäres Kehlkopfödem bezeichnet wurden, den Charakter einer acuten, den Larynx primär befallenden Infectionskrankheit tragen. Es werden 14 Krankengeschichten mitgetheilt, die in ihren wichtigsten Punkten volle Uebereinstimmung zeigen: in allen Fällen handelt es sich um ganz acut und fieberhaft einsetzende, primäre Erkrankungen des Kehlkopfes. Die Fiebercurve zeigt gewöhnlich ziemlich beträchtliche Schwankungen, bei denen man Maxima und Minima, Remissionen und eventuelle Nachschübe, wie sie bei vielen Infectionskrankheiten üblich sind, erkennen kann. Die locale Erkrankung besteht immer in einer hochgradigen Schwellung (bezw. Infiltration) des Kehldeckels und der ary-epiglottischen Falten (natürlich können in einzelnen Fällen auch noch andere Larynxpartien ergriffen sein, aber die genannten

Theile dürfen als Prädilectionsstellen betrachtet werden); als subjective Symptome machen sich geltend grosse Abgeschlagenheit und Mattigkeit, Erschwerung der Athmung und Schmerzhaftigkeit beim Schlucken. — Dieses Symptomenbild glaubt nun Massei als primäres Larynxerysipel deuten zu müssen, wobei ihm (p. 44) „der laryngoskopische Befund zusammengehalten mit der Acuität des Verlaufes und der Fiebercurve“ für die Diagnose maassgebend ist.

Die Annahme eines Larynxerysipels und selbst die eines primären war an sich nichts Neues; schon Hippokrates erzählt in seinem Buche der Vorhersagungen (p. 82, No. 173): „Günstiger ist es, wenn sich Geschwulst und Entzündung — es ist vom Pharynxerysipel die Rede — nach aussen ziehen; wenden sie sich nach der Lunge hin, so veranlassen sie Wahnwitz und meistens bekommen Einige von ihnen Lungengeschwüre“. Die Aerzte der klassischen Zeit hatten durchgehends diesen Satz, wenn auch hier und da in etwas veränderter Gestalt, ihren Schriften einverleibt und ihn durch einzelne neu hinzugefügte Beobachtungen gestützt, so dass derselbe nicht einmal während der Zeit der Mönchsmedicin in Vergessenheit gerieth. Im Anfang dieses Jahrhunderts widmet Ryland der „Erysipelatous laryngitis“ in seinem Lehrbuch bereits ein ausführliches Capitel, und er beschreibt (p. 59) „in the first place, cases of this disease where the morbid action was propagated from the face to the fauces and larynx; and, in the second place, other cases, in which the inflammation of the internal organs was unaccompnanied by external erysipelas“. Um aber die Diagnose eines primären Larynxerysipels stellen zu können, hielt er es für nothwendig, dass die betreffenden Fälle „occured in an hospital, where erysipelas was, at the time of their occurence, exceedingly prevalent, and that in their anatomical characters bear so close a resemblance to the cases that have just been cited (extension of erysipelas from the face to the larynx), that I have not hesitated to call them erysipelatous laryngitis“ (p. 72). Diese Principien blieben maassgebend für alle folgenden Autoren, die sich mit unserem Thema beschäftigten; es sind hier besonders zu nennen Budd, Porter, Cornil, Pitha, welchem in einer derartigen Epidemie der Genius epidemicus des Larynxödems aufgefallen war, Friedreich und Mackenzie. Massei aber war der erste — und darauf beruht das grosse Verdienst seiner Arbeit — der eine primäre und directe Infection des Kehlkopfes annahm auch in den Fällen, wo die Patienten zu keinem anderen an Erysipel leidenden Kranken in irgend welche nachweisbare Beziehung getreten waren. Diese Entdeckung war eine That von hervorragender Bedeutung; wenn dann Massei aber p. 44 fortfährt, dass er „von der Diagnose des primären Larynxerysipels auch diejenige Form der Larynxrose ausschliesst, welche bei Kranken sich entwickeln kann, die in einem von epidemischem Erysipel befallenen Saale eines Hospitals liegen“, so schiesst er damit allerdings wohl über das Ziel hinaus. Denn wenn ein Patient beispielsweise mit einer Luxatio femoris in einem solchen Krankenhause an der eben geschilderten Larynxaffection plötzlich erkrankt, ohne dass irgend eine andere Stelle seines Körpers eine Spur von Erysipel aufweist, so wüsste ich wahrlich nicht, wie Massei diese Affection anders denn als primäres Larynxerysipel bezeichnen wollte.

Die Anschauungen Massei's fanden überall Anerkennung und weitere Mittheilungen von v. Bergmann, Delavan, Davis, Henning, Nerrigan, Marais, Fasano, Biondi, Hajek, Samter, Jürgensmeyer, Peltesohn, Ziegler und Herzfeld brachten fernere Bestätigung der neuen Lehre. Nur über einen Punkt, allerdings einen recht wichtigen, war uns Massei die Aufklärung schuldig geblieben. Am Schluss seiner Arbeit, die im Jahre 1886 in's Deutsche übersetzt wurde (p. 61), sagt er: „Nun liegt mir noch die Pflicht ob, meine Arbeit auch nach einer anderen Richtung hin zu vervollständigen, d. h. die klinischen Beobachtungen durch Cultur und Impfversuche mit Erysipelkokken zu unterstützen, und ich wäre froh, wenn mir in diesen Bemühungen bewährte und erfahrene Fachmänner hülfreiche Hand reichen würden“. Diesem Wunsche ist von verschiedenen Autoren entsprochen worden; Biondi, Hajek, Samter und Herzfeld haben versucht, sich über die bakteriologischen Verhältnisse des Larynxerysipel Aufklärung zu verschaffen.

Die Ergebnisse ihrer diesbezüglichen Untersuchungen sind folgende:

Biondi fand im Speichel zweier Kranken, von denen der eine an acuter Pharyngitis und Tonsillitis mit folliculären Abscessen, der andere an primärem Larynxerysipel litt, ein und dieselbe Streptokokkenart, die in ihrem mikroskopischen Aussehen und ihrem biologischen Verhalten vollständig dem Fehleisen'schen Erysipelcoccus glich. Einen morphologisch damit identischen Mikrococcus fand Biondi ausserdem in mehreren Abscessen, besonders solchen phlegmonöser Natur. Thierversuche mit diesen morphologisch identischen Culturen ergaben die verschiedensten Resultate. Jedoch erhielt Biondi typisches Erysipel stets mit denjenigen Culturen, welche aus den Fällen von Erysipel, von Phlegmone und puerperaler Metritis stammten. Biondi kam auf Grund dieser Untersuchungen „zu dem höchst überraschenden Schluss, dass der Fehleisen'sche Streptococcus, dem man eine grössere Verbreitung, als bisher angenommen, zuschreiben muss, beim Menschen in manchen Fällen Erysipel, in anderen Fällen andere Prozesse hervorruft".

Hajek theilt am Schluss seiner Arbeit mit, dass er bei einem vom Gesicht über den Nacken wandernden Erysipel, zu welchem sich am 10. Tage eine serofibrinöse Pleuritis hinzugesellte, in dem Pleuraexsudat den Streptococcus erysipelatosus, dagegen bei einem Gesichtserysipel, welches sich am 7. Tage mit einer Pneumonie complicirt hatte, in der Lunge nur den Diplococcus pneumoniae vorfand, während durch die Untersuchung der erysipelatösen Hautpartien Streptokokken-Reinculturen zu Tage gefördert waren. Samter theilt einen Fall von primärem Larynxerysipel mit, bei dem sich das Erysipel am 2. Krankheitstage von der Tracheotomiewunde aus über die äussere Haut verbreitete. Kleine abscessartige Eiteransammlungen in der Epiglottis und in der Inguinalgegend complicirten das Krankheitsbild. Die bakteriologische Untersuchung des mit der Pravaz'schen Spritze aspirirten Eiters ergab an beiden Stellen das Vorhandensein von Streptokokken und Staphylokokken (Staphyl. pyogenes citreus). Herzfeld berichtet von einem primären Larynxerysipel, das sich an eine Angina lacunaris angeschlossen hatte: „Mit der Platinöhse wurden a) von dem Belage auf der rechten Tonsille, b) von der nekrotischen Masse am freien Rande der

Epiglottis Gewebspartikelchen abgenommen und auf Glycerin-Agarröhrchen verstrichen. Auf den mit a) geimpften Röhrchen wuchsen Reinculturen von Streptokokken, auf den übrigen fand sich derselbe Streptococcus überwuchert von dem Staphylococcus pyogenes albus.“

Noch einmal und in anerkennenswerther Objectivität hat Massei zu dieser Frage das Wort ergriffen auf dem X. intern. Congress für Medicin. Er würdigt die bis dahin erschienenen bakteriologischen Arbeiten auf's Unparteiischste und ist sich vollkommen klar darüber (und ebenso M. Schmidt und F. Semon, die bei diesem Gegenstand zu Wort kamen), dass die Specifität des Fehleisen'schen Erysipelcoccus durch die Untersuchungen neuerer Autoren fraglich geworden ist, und dass diese Thatsache auch auf die Erörterung der Aetiologie des Larynxerysipels ihren Einfluss nicht verfehlen kann. In klinischem Sinne aber glaubt er ebenso wie an dem Erysipel der äusseren Haut an dem primären Larynxerysipel festhalten zu sollen. Die drei Punkte, welche er früher als maassgebend für die Diagnose angesehen hat, hält er fest und auf Grund dieser unterscheidet er auch jetzt das primäre Erysipel (p. 177) „von der phlegmonösen Laryngitis, die nach Erkältung oder nach Verbrennung, oder von fremden Körpern abhängig, wie auch eine Epiglottitis anterior u. s. w., von geringerem Fieber begleitet ist, das regelmässig andauert und zur Intensität des localen Leidens in richtigem Verhältniss steht, welches letztere sich immer mehr an der Stelle zeigt, an der es anfing; von da an verbreitet sich das Oedem oder die seitliche Infiltration“.

In demselben Jahre, in dem die Massei'sche Arbeit in's Deutsche übersetzt wurde, lenkte Strübing von Neuem die Aufmerksamkeit auf das Auftreten der sog. angio-neurotischen Oedeme im Pharynx und Larynx. Dieses bis jetzt noch vollkommen räthselhafte Leiden äussert sich in der Weise, dass sich bei anscheinend ganz gesunden Leuten ohne eine erkennbare Ursache an irgend welchen Schleimhäuten oder an der äusseren Haut (manche behaupten, dass sich derselbe Prozess auch in den Lungen oder im Gehirn in entsprechender Weise abspielen könnte) erst eine Röthung und bald darauf eine seröse Durchtränkung einstellt. Röthung und Oedem verbreiten sich entweder kriechend von Ort zu Ort, oder es werden weit auseinanderliegende Bezirke in ganz unregelmässiger Folge sprungweise befallen. Die ganze Affection verläuft ohne Fieber, gewöhnlich innerhalb von 3 bis 24 Stunden. Bilden die Larynxsymptome auch immer nur eine Theilerscheinung des ganzen Krankheitsbildes, so ziehen sie doch durch die bedrohlichen Anfälle von Athemnoth, die sie veranlassen, die Aufmerksamkeit in besonderem Maasse auf sich.

Quincke, Strübing und Riehl haben sich viel Mühe gegeben, dieses räthselhafte und anscheinend sehr seltene Leiden zu erklären. Eine Einigkeit ist hier bis jetzt nur in so weit erzielt, als man die Affection auf rein nervöse Einflüsse zurückführt; ob es sich auf Grund dieser auf eine durch periphere Reize bewirkte Erregung der Gefässerweiterer (Strübing) oder um eine vom Centralnervensystem ausgehende Einwirkung (Riehl) handelt — wofür die Vielseitigkeit in den Krankheitserscheinungen sprechen soll —, das muss bis auf weiteres in suspenso bleiben.

Ungefähr um dieselbe Zeit begann man einer anderen Art des Larynxödems grössere Aufmerksamkeit zuzuwenden, die durch ein ganz besonderes ätiologisches Moment charakterisirt wird, ich meine das Jodödem. Die erste diesbezügliche Publication geschah allerdings schon im Jahre 1875 (Fenwick, Lancet. 1875. No. 13), aber erst gegen Mitte des nächsten Jahrzehntes wurde das Interesse für diese Frage allgemein. Durch ziemlich zahlreiche Beobachtungen, die sich in einem sehr lesenswerthen Aufsatz von Avellis zusammengestellt finden und die gewiss jeder beschäftigte Laryngologe und Syphilidologe aus seiner eigenen Erfahrung noch vermehren könnte, wurde festgestellt, dass bei einzelnen Leuten nach Jodgebrauch ein mehr oder weniger acutes Oedem im Larynx oder Pharynx auftritt, das sehr schnell zu schwinden pflegt, sobald die Jodpräparate ausgesetzt werden.

Hierzu sind vielleicht noch zwei Mittheilungen von Solis-Cohen und Pitha von Interesse: der erste sah ein Larynxödem nach Gebrauch von Quecksilberpräparaten, der andere glaubte ein ganz acut auftretendes und ebenso schnell vorübergehendes Kehlkopfödem auf den Genuss von Erdbeeren zurückführen zu sollen. An diese beiden letzteren Fälle einen kritischen Maassstab zu legen, wird schwer halten, so lange diese Beobachtungen vereinzelt bleiben.

Es fragt sich nun, auf welche Weise kommt bei Jodgebrauch ein Larynxödem zu Stande? Ueber diesen Punkt herrscht augenblicklich noch eine lebhafte Discussion; die einen behaupten, dass die in Nase, Rachen und Kehlkopf nach Jodgebrauch auftretenden Veränderungen durch die locale Ausscheidung von freiem Jod bedingt sind und alle vier von altersher der Entzündung vindicirten Cardinalsymptome darbieten. Demgemäss, meinen sie, müsse man auch das Jodödem unter die entzündlichen Affectionen rechnen. Die anderen — und Avellis ist in sehr geschickter Weise für diese Auffassung eingetreten — sind der Ansicht, dass der Nerveneinfluss beim Jodödem die Hauptrolle spiele. Avellis hat einen Patienten mit linksseitiger Recurrenslähmung beobachtet, bei dem sich durch Jodgebrauch ein Oedem des Kehlkopfes einstellte. Dieses Oedem befiel aber nur die nervengesunde rechte Seite, die nervenkranke, linke Seite hingegen blieb vollständig frei.

Gestützt auf die mannichfachen nervösen Erscheinungen, die durch Jodgebrauch ausgelöst werden können (Rose, Arterienkrampf; Malachowsky, Parästhesien und Fieber; Rillet, Ivresse jodique; Rice, lateraler Jodismus), betrachtet Avellis das Jodödem als ein Seitenstück zu Strübing's angioneurotischem Oedem. Diese geistreiche Hypothese hat etwas Verführerisches an sich: es würde demnach das Jodödem ungefähr auf demselben Boden stehen wie die Urticaria ab ingestis et medicamentis; die Pitha'sche Mittheilung könnte man als weiteres Bindeglied hinnehmen. Die Zukunft wird lehren, ob sich diese Annahme bewahrheitet.

Charazac machte im Jahre 1885 in einer längeren Abhandlung über das Larynxödem folgende Gesichtspunkte geltend (p. 21): „Nous croyons à l'existence d'un oedème aiguë du larynx primitiv, idiopathique, à lui seul on doit réserver dans la pathologie une place distincte, les autres formes ne devant être écrites qu'à titre de complications et à la suite des affections qui leur donnet naissance". Seine pathologisch-anatomische Definition lautet (p. 20): „Par oedème du larynx nous voulons désigner l'infiltration séreuse ou purulente du tissu cellulaire du larynx en général et des replis ary-épiglottiques en particulier". Als ätiologische Momente betrachtet er Kälte, heftige Anstrengung der Stimme, Traumen und Jodgebrauch. Massei's Ansichten sind ihm wohlbekannt; er giebt auch zu, dass die von jenem Autor angeführten Fälle als primäres Larynxerysipel aufgefasst werden können, aber bei der Aufzählung der von ihm beobachteten ätiologischen Gesichtspunkte kommt er nicht weiter auf das primäre Erysipel zurück. Der zweite Theil seiner Arbeit beschäftigt sich mit dem secundären Oedem; dieses kann seiner Entstehung nach entzündlicher, mechanischer und dyskrasischer Natur sein.

Im Jahre 1888 hielt Senator in der Berl. med. Gesellschaft einen Vortrag „über acute infectiöse Phlegmone des Pharynx". Bei dieser Gelegenheit theilte er vier Krankengeschichten mit, die alle, in ihren wesentlichen Punkten übereinstimmend folgenden Verlauf erkennen lassen: Acute, unter Fiebererscheinungen einsetzende Erkrankung, die sich zu Anfang durch Schlingbeschwerden, bald danach durch Heiserkeit und Athemnoth zu erkennen giebt. Nach verhältnissmässig kurzer Zeit trat in allen vier Fällen unter Trübung des Bewusstseins und adynamischen Erscheinungen der Tod ein. Senator hatte es durchaus abgelehnt, die von ihm geschilderte Krankheitsform in irgendwelche Beziehung zum Erysipel zu bringen. Demgegenüber machte P. Guttmann in der Discussion darauf aufmerksam, dass es üblich sei, derartige Affectionen als Schleimhauterysipel zu bezeichnen, weil dieselben „erstens bei Erysipel des Gesichts beobachtet worden sind, und dann weil in Fällen von acuter phlegmonöser Pharyngitis, eventuell auch Laryngitis noch nachträglich durch Einwanderung offenbar von Mikroorganismen aus diesen Theilen durch die Mundhöhle und durch die hintere Nasenhöhle Gesichtserysipel entstanden ist".

Schrötter fasst das Oedem, die phlegmonöse Entzündung und die Abscessbildung, da alle drei Affectionen Erkrankungen des submucösen Bindegewebes darstellen, in ein gemeinsames Capitel zusammen. Das wahre Oedem, bei welchem die Ausscheidung einer rein serösen Flüssigkeit erfolgt, findet sich bei Hydrops und bei Stauungsvorgängen; diesem gegenüber steht das entzündliche Oedem, für welches Schrötter dieselben ursächlichen Momente annimmt, die schon des öfteren citirt wurden. Die phlegmonöse Entzündung ist „eigentlich nichts Anderes als ein höherer Grad des entzündlichen Oedems, dem es sich in allen Beziehungen anschliesst" (S. 98). Die Abscessbildung „stellt eine Abgrenzung des Entzündungsprozesses auf eine bestimmte Stelle dar". Schrötter ist der Meinung, man dürfe den Larynxabscess nicht ohne Weiteres als primäre Erkrankungen auffassen, denn „wenn man auch häufig keine bestimmte Ursache für das Auftreten dieser Prozesse bestimmen kann, so sei damit doch nicht gesagt, dass eine solche nicht besteht" (S. 98).

Die Bemerkungen Schrötter's über das Larynxerysipel sind von solcher Wichtigkeit, dass ich den Hauptpassus wörtlich folgen lasse: „Die Symptome fallen sowohl in pathologisch-anatomischer als klinischer Beziehung, als in Bezug auf die subjectiven Beschwerden des Kranken, endlich mit Rücksicht auf Verlauf und Ausgang vollständig mit den bereits geschilderten Erscheinungen beim acuten Katarrh, dem Oedem und der phlegmonösen Entzündung zusammen. Sie dürfen sich nicht vorstellen, dass etwa die anatomischen Erscheinungen so ausgeprägt wären, dass sie zu dem Namen geführt hätten, also eine scharf abgegeschnittene Begrenzungslinie, wie man sie beim Erysipel an der allgemeinen Decke wahrnimmt, oder etwa ein Fortwandern an den inneren Theilen in gleicher Weise stattfinden würde, wie wir es an den äusseren Decken zu sehen gewohnt sind, sondern die ganze Aehnlichkeit des Prozesses beruht nur auf der Acuität, auf der früher geschilderten Zeitfolge, in dem häufig ganz gleich ausgesprochenen typischen Fieberverlaufe, und, um mich kurz auszudrücken, dem Auftreten einer phlegmonösen Erkrankung des Larynx bei bestehendem Genius epidemicus erysipelatosus."

„Allein würde heute ein gesunder Mensch ein solches entzündliches, vom Zungengrunde her in den Larynx hinabschreitendes Oedem bekommen, so könnte man dieses doch nur selbst mit Herbeiziehung der früher geschilderten Nebenumstände als Oedem deuten, und es würde nichts berechtigen, es mit dem Namen eines Erysipels zu bezeichnen. Erst durch die bakteriologische Forschung kann hierin Klarheit gebracht werden, was übrigens zum Theil bereits geschehen ist" (S. 133/134).

Jurasz theilt in den Beobachtungen aus seiner Klinik nur zwei einschlägige Fälle mit, ohne auf eine Erörterung derselben weiter einzugehen.

Massei beschreibt unter den entzündlichen Prozessen des

submucösen Bindegewebes in der neuesten Auflage seines Lehrbuches folgende, von einander gesonderte Krankheitsbilder: Oedem, Epiglottitis, Laryngitis phlegmonosa und Abscess. Die Laryngitis erysipelatosa findet sich in der Gruppe der secundären Laryngitiden. Unter dem Larynxödem begreift Massei alle die Fälle seröser und serös-eitriger Infiltration des submucösen Gewebes, welche syphilitischen, tuberculösen oder carcinomatösen Prozessen im Kehlkopf ihren Ursprung verdanken (secundäres oder consecutives Oedem). Als essentielles Oedem werden die Fälle aufgefasst, bei denen das Larynxödem eine Folge von solchen pathologischen Prozessen ist, die in entfernteren Gegenden (Isthmus faucium, Zungenbasis, Parotitis, Gesichtserysipel) sich abspielen (p. 202). Als fernere ursächliche Momente werden erwähnt: atmosphärische Einflüsse, Verbrühungen, penetrirende Halswunden und Fremdkörper, hydropische Zustände, besonders nach acuten Infectionskrankheiten und venöse Stauungen.

Von der Laryngitis phlegmonosa berichtet Massei (p. 211), wie folgt: „Eine katarrhalische Laryngitis kann durch Einwirkung neuer Reize so exacerbiren, dass auch das submucöse Bindegewebe sich an dem Entzündungsprozess betheiligt. So entsteht ein Krankheitsbild, welches sich nach verschiedener Richtung hin von dem des einfachen Katarrhes unterscheidet."

„Wie die Kälte können auch übermässige Anstrengungen der Stimme und andere Schädlichkeiten den Krankheitszustand verschlimmern. Nach dieser Richtung wirken auch chemische und thermische Reize."

„Die Krankheit beginnt mit hohem Fieber und heftigem Schmerz, der vom Larynx auf die Trachea ausstrahlt. Der Husten ist frequent, die Expectoration abundant."

„Die Sprache erleidet eine bedeutende Störung und erlischt schliesslich ganz und gar. Auch das Schlingen ist erschwert und die Athmung mühsam. Sehr schnell schreitet die Stenose fort. Die Schwellung der Schleimhaut verengt das Lumen der Trachea so rasch, dass schon nach wenigen Tagen Erstickungserscheinungen drohen."

„Man könnte jedoch das primäre Larynxerysipel sehr leicht mit der primären autochthonen Phlegmone des Kehlkopfes verwechseln. Man darf aber nicht übersehen, dass zur Erzeugung der letzterwähnten Affection nur einfache Entzündungsreize nöthig sind, die nur durch ihre Intensität eine so heftige Wirkung hervorrufen, dass eine einfache Laryngitis schliesslich die Form einer Phlegmone annimmt.“

„Der Larynxabscess ist nicht blos der gewöhnliche Ausgang der Laryngitis phlegmonosa, sondern tritt auch als Folge verschiedener anderen Prozesse auf.“

Massei's Stellung zum primären Larynxerysipel habe ich bereits genügend besprochen.

Bresgen neigt zu der Ansicht, dass jedem Larynxödem eine irgendwie entzündliche Ursache zu Grunde liege; das Larynxerysipel Massei's erkennt er an und findet die endgültige Sicherung der Diagnose in dem Nachweis der Fehleisen'schen Streptokokken.

Ich glaube dieser historischen Uebersicht keinen besseren Abschluss geben zu können als durch die Mittheilung derjenigen Anschauungen, die wir, nach Form und Inhalt gleich vollendet, in der erst vor kurzem erschienenen IV. Auflage des Gottstein'schen Lehrbuches finden.

Dieser unterscheidet eine acute submucöse Laryngitis, die, nach scharfen pathologisch-anatomischen Begriffen präcisirt, zurückgeführt wird auf die Verschlimmerung eines acuten Katarrhes, auf Traumen, thermische und chemische Reize und auf das Eindringen von Infectionsträgern.

In Bezug auf das Larynxödem scheinen unserem Autor die Verhältnisse noch nicht in wünschenswerther Weise geklärt. Er schildert das secundäre Oedem, das sich als Ausläufer von Entzündungsprozessen in der Nachbarschaft documentirt und das sich bei vielen Infectionskrankheiten einstellt. Das angioneurotische Oedem, die venöse Stauung und der Hydrops finden die übliche Besprechung. Nur das idiopathische, essentielle Oedem ist ihm ein etwas wunder Punkt; in der II. Auflage hatte Gottstein gesagt (S. 125): „Ob die seröse Infiltration des Kehlkopfes überhaupt als primäres Leiden vorkommt, wird mit Recht bezweifelt“. In der jüngst erschienenen Auflage heisst es dagegen (S. 163): „Peltesohn bestreitet überhaupt das Vorkommen eines essentiellen Larynxödems. Insofern als hiermit gemeint ist, dass ein Larynxödem nicht zu Stande kommt, ohne veranlassende

Entzündungserreger, muss man ihm selbstverständlich Recht geben; indess lässt sich nach unseren heutigen pathologischen Anschauungen die Möglichkeit nicht von der Hand weisen, dass durch eine locale Infection, die auf der verletzten oder unverletzten Schleimhaut des Kehlkopfes ihren Eingang findet, ein auf den Larynx beschränktes Oedem zu Stande kommt, und ein solches Oedem nennen wir ein genuines oder essentielles".

Das Larynxerysipel, das primäre wie das secundäre, betrachtet Gottstein ähnlich wie Schrötter, als eine phlegmonöse Laryngitis, hervorgerufen durch das Virus des Fehleisen'schen Streptococcus erysipelatosus.

Krankenbeobachtungen.

I. F. Z., 27jähriger Arbeiter, am 14. Juli eingeliefert in die innere Abtheilung des Städtischen Krankenhauses am Urban.

Patient giebt an, dass er seit 14 Tagen cr. an Husten und Schnupfen leidet, sich aber trotzdem bis zum 13. Juli vollkommen wohl befunden habe. An diesem Tage empfand er zum ersten Male in den späten Abendstunden beim Schlucken ein schmerzhaftes Gefühl auf der rechten Seite des Kehlkopfes; während der Nacht wurden diese Beschwerden bedeutend stärker und es stellten sich Erstickungsanfälle ein. Am 14. Juli wurde folgender Status aufgenommen:

Die Athmung des kräftig gebauten Patienten ist regelmässig, aber ausgesprochen dyspnoischen Charakters; In- und Exspiration sind von Stridor begleitet.

Der Pharynx zeigt eine leichte Röthung.

Der ganze Aditus laryngis — Epiglottis, Ligg. ary-epiglottica und die Schleimhaut über den Aryknorpeln — ist sehr stark geschwollen und geröthet. Die rechte Seite stärker als die linke. Der rechte freie Rand der Epiglottis ist von einem dicken, grauweissen fibrinösen Belage bedeckt, der sich über das Lig. ary-epiglottic. bis zum Aryknorpel hinzieht. Von der Vorderfläche dieses hängt ein tumorartiger, ödematöser Sack in das Innere des Kehlkopfes hinein, der bei jeder Inspiration tief in den Larynx angesaugt wird. Die tiefergelegenen Partien sind für die Besichtigung unzugänglich. Die Sinus pyriformes beiderseits verschwollen.

Submaxillardrüsen stark geschwollen; Organe des Thorax und des Abdomens normal, Urin klar, ohne Albumen.

Wegen der häufig sich wiederholenden Erstickungsanfälle incidirte ich noch an demselben Abend die ödematöse Blase. Hierbei entleerte sich aus derselben etwa ein halber Theelöffel einer wasserhellen, klaren Flüssigkeit; diese Blase fiel dann zusammen und hat sich während der ganzen Krankheitsdauer nicht wieder gefüllt. Die Athmung blieb zwar auch nach diesem Eingriff noch längere Zeit dyspnoisch, aber die Erstickungsanfälle waren dauernd beseitigt.

Am 15. Juli war die Schwellung auf der linken Larynxhälfte eben so stark als auf der rechten.

Vom 16. Juli an begann die Intensität des Krankheitsprozesses nachzulassen; zuerst wurde die Athmung freier; die Schluckbeschwerden wichen erst viel später. Die Anschwellung ging erst auf der linken, viel später auf der rechten Seite zurück. Im Larynxinnern sieht man jetzt, wo ein besserer Einblick möglich ist, an verschiedenen Stellen (Taschenbändern, hinterer Wand, rechtem Stimmband) tiefgreifende Erosionen, die mit schmutzig-grauen Fetzen bedeckt sind. Das rechte Crico-Arytänoidgelenk steht fest. Erst am 27. Juli hat sich die Schleimhaut vollkommen gereinigt und vom 28. Juli an ist wieder eine Beweglichkeit des rechten Aryknorpels zu constatiren. Am 28. August wird Pat. aus der Behandlung entlassen; eine leichte Röthung des rechten Stimmbandes und ein leises Druckgefühl beim Schlucken erinnern noch an die überstandene Krankheit — auch diese verloren sich innerhalb der nächsten 4 Wochen — jede Schwellung und jede Bewegungsstörung im rechten Crico-Arytänoidgelenk ist verschwunden.

14. Juli	Temp.	38,2, 38,6	Puls	114	Resp.	36.
15. -	-	37,0, 38,0	-	104	-	24.
16. -	-	37,2, 38,1	-	102	-	24.
17. -	-	37,1, 38,0	-	106	-	24.
18. -	-	37,2, 37,8	-	96	-	20.

Vom 19. Juli an waren Temperatur, Puls und Respiration normal.

II. G. I., 42 Jahre, Bankdirector, hatte am 1. Juli mit seiner Familie eine neue Wohnung bezogen, welche 6 Monate lang vorher unvermiethet gewesen war. Es erkrankten unmittelbar nach dem Umzuge der Reihe nach 5 Kinder, 2 Dienstmädchen, die Frau und zuletzt der Herr des Hauses — nur ein Kinderfräulein blieb verschont — an Angina lacunaris. Bei einem Kinde stellte sich im Anschluss an diese Angina eine acute eitrige Mittelohrentzündung mit spontaner Perforation des Trommelfelles ein, bei der Mutter gesellte sich zu der ersten Erkrankung ein starker Schnupfen, nebst Schwellung und Röthung der Nasenspitze, die aber ohne besondere Behandlung heilten. Herr G. selbst erkrankte als letzter in der Familie, und seine Angina nahm einen typischen Verlauf. Am 22. April fühlte er sich wieder ganz gesund und frei von jeder Beschwerde, so dass er seinen Geschäften nachging; Tags darauf aber empfand er von Neuem Unbequemlichkeit beim Schlucken, nur sass diesmal der Schmerz etwas tiefer; in der Nacht traten öfters Erstickungsanfälle ein; am 24. wurde ich von dem Hausarzt der Familie citirt und fand folgenden Status:

Pharynxschleimhaut geröthet und leicht angeschwollen.

Alle Theile des Aditus laryngis sind tiefroth und bis fast auf das Dreifache ihrer normalen Verhältnisse verdickt; das Gewebe ist überall tief und derb infiltrirt nirgends eine Spur von Oedem zu sehen. Vom rechten Rande der Epiglottis zum rechten Aryknorpel zieht sich ein grauweisser, fest aufsitzender Belag.

Die Stimme des Patienten ist heiser; der Kehlkopf sehr empfindlich gegen Berührung, die Athmung in der Ruhe verhältnissmässig frei; bei jeder Bewegung aber, welche der Patient macht, tritt hochgradige Athemnoth ein.

Nachdem sich das Krankheitsbild 2—3 Tage ziemlich unverändert erhalten hatte, trat allmähliche Reinigung und Abschwellung der Schleimhaut ein — auch hier schwand erst die Athemnoth und nachher die Schluckbeschwerden. Am 29. April besuchte ich den Patienten zum letzten Mal, am 2. Mai stellte sich derselbe vollkommen geheilt in meiner Wohnung vor.

24. April	Temp.	38,7	Puls	110.
25. -	-	38,3, 38,7	-	108.
26. -	-	37,8, 38,1	-	108.
27. -	-	37,3, 37,8	-	100.

Von da an blieben Puls und Temperatur normal.

III. Rf. E., 16jähriges, kräftig gebautes Mädchen, erkrankte am 9. März plötzlich mit Halsbeschwerden und Heiserkeit. Am 12. traten Anfälle von Athemnoth auf, derentwegen Patientin am 13. auf die äussere Station des Krankenhauses am Urban gebracht wurde, woselbst folgender Status aufgenommen wird:

Ueber den Lungen nichts Abnormes.

Pharynxschleimhaut weder geröthet noch geschwollen, keine Beläge.

Epiglottis leicht geschwollen, beweglich. Die Schleimhaut über beiden Aryknorpeln zeigt starke Schwellung mit ödematöser Durchtränkung, welche auf beide Ligg. ary-epiglottica und beide Taschenbänder übergreift (links ist die Schwellung stärker als rechts), so dass nur ein schmaler Streifen von beiden Stimmbändern sichtbar wird. Diese, nur einen ganz schmalen Spalt zwischen sich lassend, sind augenscheinlich weit weniger beweglich als in gesundem Zustand. Die Adduction ist mangelhaft, die active Abduction scheint aufgehoben zu sein.

Am 14. wird in Folge der immer bedrohlicher werdenden Athemnoth die Tracheotomie ausgeführt.

Vom 17. an tritt eine Besserung des Larynxbefundes ein; zuerst geht die rechtsseitige, dann die linksseitige Schwellung zurück; das rechte Stimmband bewegt sich normal, das linke steht dicht neben der Mittellinie unverrückbar fest und ist immer noch roth und geschwollen. Erst 14 Tage etwa nach der Operation fing das linke Stimmband an leichte Abductionsbewegungen zu machen, Schwellung und Röthung fingen an sich zurückzubilden, und erst nach weiteren 14 Tagen war der Larynxbefund wieder normal.

14. März	Temp.		38,8.	
15. -	-	38,2,	38,6,	39,2.
16. -	-	37,5,	38,9,	38,9.
17. -	-	37,3,		38,4.
18. -	-	37,2,		37,8.
19. -	-	37,0,		38,0.

Von da an normal.

IV. Sch. M., 38 Jahre, Tischler.

Pat. erkrankte am 20. März des Abends nach einem, Tags zuvor stattgehabten, starken Excesse in Baccho. Es traten plötzlich Heiserkeit, Schluckbeschwerden anf, die sich am 21. so ausserordentlich steigerten, dass der Kranke am 22. die Aufnahme auf der inneren Abtheilung des Urbankrankenhauses nachsuchte.

Bauch- und Brustorgane sind normal.

Urin missfarben, trübe, mit Spuren von Albumen und reichlichem Indican, ohne mikroskopischen Befund.

Die Gebilde des Pharynx sind normal.

Epiglottis, Ligg. ary-epiglottic. und die Schleimhaut über den Aryknorpeln sind enorm verdickt, von blutrother Farbe, aber etwas durchscheinend, in Folge von seröser Durchtränkung des Gewebes. Die Stimmbänder sind ziemlich gut sichtbar, sie sind nur wenig geröthet und von normaler Beweglichkeit. Auf der Epiglottis liegen punktförmige, auf den Taschenbändern mehr flächenhafte Auflagerungen, von grauweisser Farbe. — Die Submaxillardrüsen ein wenig geschwollen.

Bis zum 28. war der objective Befund unverändert; an diesem Tage ist Pat., der übrigens durchaus nicht den Eindruck eines Schwerkranken macht, etwas heiserer als vordem; das rechte Stimmband ist ziemlich lebhaft geröthet und steht nahe der Mittellinie still. Die oben geschilderten, der Schleimhaut aufliegenden Membranen haben sich an einzelnen Stellen abgestossen, an anderen sind neue sichtbar geworden. Erst vom 30. an macht sich eine erhebliche Abnahme der Schwellung geltend; die Stimme bessert sich, bleibt aber immer noch rauh. Am 4. April fängt das rechte Stimmband wieder an, Abductionsbewegungen zu machen. Am 8. wird Pat., der sich schon seit einiger Zeit beschwerdefrei fühlt, aus der Behandlung entlassen. Bis auf das rechte Stimmband, dessen Farbe und Beweglichkeit noch nicht vollkommen normal sind, sind alle Spuren der Erkrankung gewichen.

22. März	Temp.	38,5, 38,2, 38,6, 38,1, 39,4	Puls 120	Resp. 36.
23. -	-	38,5, 38,5, 39,2, 39,0, 38,3	- 116	- 36.
24. -	-	37,4, 37,6, 36,6, 38,8, 38,4, 38,1	- 72	- 20.
25. -	-	37,5, 37,4, 37,7, 39,4, 38,7, 37,3	- 84	- 20.
26. -	-	36,7, 38,6, 36,9, 37,5, 37,5	72	- 20.

Vom 27. März an normal.

V. W. I., 43 Jahre, Werkmeister, leidet seit 4 Tagen beim Schlucken an Schmerzen in der Kehlkopfgegend, die nach beiden Ohren ausstrahlen. Bei Beginn seiner Erkrankung fühlte sich Pat., der sehr angegriffen aussieht und fast gar nichts zu sich nehmen kann, fieberhaft; doch waren die Fiebererscheinungen in den letzten Tagen geringer.

15. Juli. Organe der Brust und Bauchhöhle normal.

Rachengebilde zeigen keine Veränderung.

Die Epiglottis ist stark verdickt, in einen starren, glasig-durchscheinenden Wulst verwandelt. Die Schwellung greift auf beide Ligg. ary-epiglottica über. Der Einblick in den Aditus laryngis ist durch die Unbeweglichkeit der Epiglottis ausgeschlossen.

Ich stach an der lingualen Fläche der Epiglottis mit einer für den Kehlkopf eingerichteten Pravaz'schen Spritze ein und aspirirte etwas blutig-seröse Flüssigkeit. Ein aus dem Inneren der Spritze auf Agarplatten ausgestrichener Tropfen ergab Reinculturen von Staphylococcus pyogenes aureus.

Am 18. war die Schwellung am Aditus laryngis so weit zurückgegangen, dass man das Kehlkopfinnere übersehen konnte. Die Schleimhaut war überall leicht geröthet, doch waren keine tiefergreifenden Veränderungen vorhanden.

Die Temperatur, die des Abends gewöhnlich bis etwa auf 38,20 gestiegen war, blieb vom 17. an normal.

Die Schluckbeschwerden und Entzündungserscheinungen am Kehlkopf gingen ziemlich langsam vorüber; erst 16 Tage nach der ersten Untersuchung konnte Pat. als geheilt aus der Behandlung entlassen werden.

Von Interesse ist noch, dass Pat. gerade vor Jahresfrist genau dieselben Beschwerden gehabt hat; damals wurde von berufenster Seite seine Epiglottis scarificirt, worauf ganz allmählich die Beschwerden nachliessen. 4 Wochen nach jener ersten Attacke stellte sich ein Recidiv ein; wieder wurde eine Scarification vorgenommen, wonach allmählich Heilung eintrat.

VI. D. W., 40 Jahre, Sattler, erkrankte vor 3 Tagen plötzlich unter leichten Fiebererscheinungen mit drückenden Schmerzen in der Kehlkopfgegend, die jedesmal beim Schlucken und Sprechen heftiger wurden.

Der am 15. September in meiner Poliklinik aufgenommene Befund lautet: Vom linken Aryknorpel ausgehend eine hochgradige Schwellung und Röthung der ganzen linken Hälfte des Aditus laryngis. Die linke Hälfte der Epiglottis und das linke Lig. ary-epiglottic. sind so stark geschwollen, dass das Stimmband vollkommen verdeckt wird. Der Einblick in den linken Sin. pyriform. ist durch die Schwellung der angrenzenden Larynxtheile verdeckt. Nach rechts hin fällt die Schwellung der Epiglottis allmählich ab.

Auch die linke Plica salpingo-pharyngea ist stark geschwollen und eben so wie das Lig. ary-epiglott. mit grauweissen, punktförmigen, fibrinösen Belägen besetzt. Die Tonsillen und die übrigen Pharynxtheile sind normal.

Pat. ist fieberfrei. Die Abendtemperaturen konnten nicht erhoben werden.

Binnen 4 Tagen unter Verabreichung von Eis vollkommene Heilung.

VII. W. W., 33 Jahre, Metallarbeiter, fühlte am 9. März 1893 zum ersten Male beim Schlucken leichte Schmerzen in der Kehlkopfgegend, die ganz allmählich stärker wurden und nach dem linken Ohre hin ausstrahlten.

Am 13. zeigte sich die Nasenspitze ein klein wenig geschwollen und geröthet.

Pat. hat seine Thätigkeit bis zum 15., wo er sich in meiner Poliklinik vorstellte, nicht ausgesetzt; von Fiebererscheinungen hat er nach seiner Angabe nicht viel gelitten.

Der am 15. aufgenommene Befund lautete:

Die Epiglottis (besonders die linke Hälfte), das linke Lig. ary-epiglottic. und die Schleimhaut über dem linken Aryknorpel sind stark geschwollen und ödematös durchtränkt; der ganze weiche Gaumen ist hochgradig geröthet und geschwollen, die Uvula ödematös.

Die äussere Nasenspitze, geröthet, teigig geschwollen, zeigt Blasen mit serösem Inhalt gefüllt.

Pat. ist fieberfrei (nur Vormittags gemessen).

Am 16. beginnen die Blasen auf der Nasenspitze einzutrocknen; die Oedeme im Pharynx und Larynx sind im Schwinden begriffen.

Am 18. sind bis auf eine ganz kleine Röthung der Schleimhäute alle Erscheinungen geschwunden. Pat. hat keine subjectiven Beschwerden mehr. Die Heilung kann von dem nächsten Tage an als eine vollkommene betrachtet werden.

VIII. G. W., 42 Jahre alt, Arbeiter; innere Station des städtischen Krankenhauses am Urban.

Pat. leidet seit längerer Zeit an Husten, seit 14 Tagen an Heiserkeit und Schluckbeschwerden, besonders schmerzhaft ist die rechte Seite; seit 2 Tagen ist der Kranke aphonisch und hat mit starker Athemnoth zu kämpfen.

Pat. wird am 2. December in's Krankenhaus eingeliefert in starker Prostration; er nimmt im Bett eine halbsitzende Lage ein, die Athmung ist angestrengt und röchelnd.

Ueber beiden Lungen diffuse katarrhalische Geräusche.

Pharynxschleimhaut leicht geschwollen, keine Beläge.

Epiglottis, Ligg. ary-epiglottica und die hintere Umgrenzung des Kehlkopfeinganges zeigen eine graurothe Farbe und hochgradige derbe Schwellung, kein Oedem. An den freien Rändern der Epiglottis schmutziggraue, fibrinös-eitrige Beläge. Ulcerationen sind nirgends wahrnehmbar. Das Kehlkopfinnere ist mit schleimig-eitrigen, sich immer wieder ergänzenden Massen ausgefüllt, so dass ein Einblick in dasselbe nicht gewonnen werden kann.

Submaxillar- und Inguinaldrüsen beiderseits geschwollen.

Der Auswurf ist übelriechend, vierschichtig und leicht röthlich gefärbt.

Der Urin rothgelb, leicht getrübt.

Da die Athemnoth bis zum 4. December immer bedrohlicher, der Puls immer schlechter wird, schreitet man zur Tracheotomie. Während derselben tritt der Exitus ein.

2. December	Temp.	38,2, 38,2	Puls	126	Resp.	24.
3. -	-	37,7, 38,4, 38,0, 38,2	-	128	-	24.
4. -	-	38,1, 38,0	-	126	-	24.

Die Section des Kehlkopfes ergab folgendes Resultat: Zwischen dem Os hyoides und dem oberen Rande der Cartilago thyreoidea findet sich rechterseits, bedeckt von den oberflächlichen Muskeln, ein Erweichungsheerd von der Grösse einer Haselnuss inmitten eines missfarbigen Gewebes. Von hier aus lässt sich die Eiterung nach unten verfolgen bis zur Cart. thyreoid., wo dieselbe, unter theilweiser Ablösung des Perichondriums, sich auf der vorderen und hinteren Wand des Knorpels einen Weg gebahnt hat. — In der Tiefe des Sinus pyriformis dexter findet sich ein zweiter, gleichfalls nicht scharf abgesetzter Erweichungsheerd, in dessen Umgebung die Muskeln missfarbig und mit Eiter durchtränkt sind.

Die gesammte Schleimhaut des Kehlkopfes — so wohl des Aditus laryngis als der Stimmbänder und der subglottischen Theile — ist enorm geschwollen, fühlt sich derb an und zeigt auf dem Durchschnitt eine gleichmässige, graugelbe, speckige Infiltration.

Die bakteriologische Untersuchung des Eiters bei der Section ergab Reincultur von Streptococcus pyogenes. Ausserdem ergab die Section Pneumonien in beiden Unterlappen und eine frische serös-eitrige Pericarditis.

IX. S. E., 21 Jahre alt, Dienstmädchen, erkrankte am 13. November mit Schüttelfrost, Schmerzen im Kreuz, Kopf und Hals. Da Pat. sich immer kränker fühlte und besonders die Schluckbeschwerden an Heftigkeit zunahmen, suchte dieselbe am 16. November das Krankenhaus auf.

16. November. Rachenorgane leicht geröthet, Tonsillen etwas geschwollen, kein Belag. Die den Kehlkopfeingang umschliessenden Theile in toto stark geschwollen, so dass ein Einblick in das Innere desselben nicht gewonnen werden kann. Die Schleimhaut ist missfarbig und stellenweise mit grauweissen membranösen Belägen bedeckt.

Rechtsseitiges pleuritisches Exsudat.

Am 17. November stellten sich zum ersten Male von Seiten des Kehlkopfes Stenosenerscheinungen ein, die am 20. November zur Tracheotomie führten. Am 22. November trat, ohne dass sich eine nennenswerthe Veränderung in dem Befunde der Halsorgane bemerkbar gemacht hätte, der Exitus lethalis ein. Temperatur 39—40,1. Puls 120—144. Respiration 24—36.

S e c t i o n s p r o t o c o l l: Beide Tonsillen geschwollen, von grauröthlicher Farbe, auf dem Durchschnitt von markiger Beschaffenheit. Das retropharyngeale Zellgewebe ist normal. Epiglottis, Ligg. ary-epiglottica und hintere Larynxwand sind stark geschwollen und hyperämisch, die Schleimhaut bis zu den Taschenbändern von missfarbiger Beschaffenheit und vielfach mit schmutzigen, graugelben Belägen bedeckt, die mit der darunterliegenden Schleimhaut continuirlich zusammenhängen. Bei dem Versuch, dieselben mittelst der Pincette zu entfernen, folgt die Schleimhaut in mehr oder weniger grosser Ausdehnung. Schwellung und Beläge reichen bis zu den Stimmbändern herunter.

Auf dem Durchschnitt zeigt sich das Larynxgewebe überall gleichmässig infiltrirt, nirgends findet sich ein Eiterhoerd.

Die bakteriologische Untersuchung des Gewebssaftes aus Herz, Milz, Lunge, Larynx und peritrachealem Bindegewebe ergiebt Reinculturen von Streptococcus pyogenes.

Epikrise.

Wenn wir nunmehr dazu übergehen, all' die fremden und eigenen Beobachtungen und die aus denselben abgeleiteten Schlussfolgerungen, die in dem Vorhergehenden ihrer geschichtlichen Entwickelung gemäss aufgezählt wurden, einer kritischen Ordnung und Würdigung zu unterziehen, so können wir alles das, was bis zum Anfang dieses Jahrhunderts für unsere Frage geschehen ist, mit wenigen Worten abthun. Zweifelsohne hatte man in jener langen Epoche eine ganze Reihe von Fällen, die in den Rahmen unserer Betrachtung fallen, gesehen, und man hatte wohl erkannt, dass es mit diesen Erkrankungen den alltäglichen Halsentzündungen gegenüber etwas Besonderes auf sich habe. Aber worin diese Besonderheit steckte, darüber konnte man keine genügende Klarheit gewinnen. Man erschöpfte sich in Vermuthungen — und hin und wieder kam auch ein scharfsichtiger Beobachter der Wahrheit ziemlich nahe, aber trotz alledem wollte es bis zur Mitte des vorigen Jahrhunderts durchaus nicht glücken, auch nur das klinische Bild in gehöriger Weise zu fixiren. Als dieses nun endlich von Boerhaave und van Swieten in seinen gröbsten Umrissen herausgearbeitet und mit den Sydenham'schen pathologisch-anatomischen Befunden so gut es gehen wollte, in Einklang gebracht war, da war wenigstens ein Boden geschaffen, auf dem Fontano, Morgagni und Bichat weiter zu bauen vermochten. Den Arbeiten des grossen französischen Forschers, der dem Gesammtgebiet der Naturwissenschaften so viel geleistet hat, verdanken wir das erste anschauliche Bild von den pathologisch-anatomischen Erscheinungen des Larynxödems. Aber so gut ihm auch die Schilderung aller localen Einzelheiten gelungen sein mag, das Wesen der Sache blieb ihm dunkel, denn die ganze Art der Schwellung ist für ihn ein absonderlicher Prozess, der nur dem Kehlkopf und sonst keinem anderen Organ zukommt.

Ein besonders grosses Verdienst um die Begründung der Lehre vom Larynxödem wird allgemein und mit gutem Recht Bayle zugesprochen. Er fasste das seröse Transsudat nicht mehr als eine besondere, nur diesem Organ allein zukommende Erscheinung auf, sondern wies ihm den gebührenden Platz in der

Reihe der pathologischen Prozesse an. Die so geläuterte Lehre Bichat's brachte Bayle dann geschickt in Einklang mit den klinischen Grundsätzen Boerhaave's und van Swieten's, welche ebenfalls unter seiner Hand in manch' wesentlichem Punkte Verbesserung erfuhren. Und doch gelang es auch ihm nicht, eine erschöpfende Besprechung seines Themas zu liefern, denn seine Krankheitsdefinition war in gar zu enge Grenzen gezwängt: sein Oedem ist nur ein entzündliches; dass es auch nicht entzündliche Transsudate giebt, hat er vollkommen übersehen. Ausserdem aber hat Bayle noch einen folgenschweren Fehler begangen, als er eiterige Infiltrate ohne Weiteres unter den Begriff des Oedems subsumirte. Und nachdem er dies einmal gethan hatte, da musste er zum Wenigsten auf eine Scheidung zwischen seiner Angina oedematosa und der Angina inflammatoria Boerhaave's verzichten. Denn wenn man die Definition des Oedems so weit fassen will, wie er es gethan hat, dann lassen sich die beiden Prozesse, die in ätiologischer, klinischer und, bei dieser Auffassung, auch in pathologisch-anatomischer Beziehung immer und immer wieder in einander übergreifen, überhaupt nicht mehr auseinanderhalten.

Bouillaud und Cruveilhier suchten diesen Missgriff wieder gut zu machen, indem sie neue Benennungen vorschlugen, welche beide Affectionen, die Angina oedematosa und die Angina inflammatoria gemeinschaftlich umfassen sollten. Bouillaud wählte den Namen „Laryngitis phlegmonosa“; aber dieser ist für die vorliegende Materie ebenso wenig ausreichend als der Bayle'sche Name, denn er lässt diejenigen Fälle unberücksichtigt, bei denen als anatomisches Substrat der Entzündung nur ein rein seröses Transsudat vorliegt. Cruveilhier dagegen glückte es einen weiteren Gesichtspunkt ausfindig zu machen; die Bezeichnung „Laryngitis submucosa“ ist umfassend genug, um das entzündliche Oedem und das eiterige Infiltrat in sich zu begreifen. Nur übersah Cruveilhier ganz und gar das nicht entzündliche Oedem; dieses in die Pathologie einzuführen, blieb Sestier vorbehalten. Während aber seine Vorgänger die Grenzen ihrer Krankheitsdefinitionen zu eng gesteckt hatten, schoss er auf der anderen Seite über das Ziel hinaus, als er sogar Blutergüsse, die in Folge irgend eines Traumas in das

Larynxgewebe hinein stattgefunden hatten, in seine Angina laryngea infiltrata mit einbegriff.

Friedreich und v. Ziemssen haben dieses Zuviel auf das richtige Maass zurückgeführt, indem sie all' diejenigen Prozesse, die nicht in einem organischen Zusammenhang mit unserem Thema stehen, aus dem Kreise ihrer Betrachtungen ausschlossen, im Uebrigen aber entzündliche wie nichtentzündliche Erkrankungen in zweckentsprechender Weise anordneten. Nur verkannte der eine die entzündliche Natur gewisser Arten seines secundären Larynxödems und der andere vernachlässigte allzusehr die primären Erkrankungen des Kehlkopfes, welche gerade deshalb, weil sie am schwierigsten zu deuten sind, das meiste Interesse für sich in Anspruch nehmen.

Pitha und Mackenzie fiel es auf, dass schwere Formen von primärem, acutem Larynxödem, wie man es damals zu nennen pflegte, besonders häufig da zu finden seien, wo septische Erkrankungen dieser oder jener Art einen epidemieartigen Charakter annehmen. Auf Grund dieser Beobachtung vindicirten sie auch diesen Larynxerkrankungen einen gewissen Genius epidemicus.

Dieser Gedanke wurde in glücklichster Weise aufgenommen und ausgebaut von Massei, welcher den Nachweis führte, dass eine grosse Gruppe hierher gehöriger Erkrankungen als primäre Localinfectionen des Kehlkopfes selbst aufzufassen seien. Was die Massei'schen Arbeiten von den Erwägungen seiner Vorgänger unterscheidet und ihnen den Stempel der Unabhängigkeit und Originalität aufdrückt, ist der Umstand, dass der italienische Kliniker zu seiner Diagnose weder eines Genius epidemicus noch sonst irgend eines ausserhalb seines Falles liegenden Kriteriums bedarf: seine Entscheidung richtet sich ganz allein nach den Erscheinungen, welche der gerade in Betracht kommende Kranke darbietet.

Massei hat geglaubt, diese Infectionskrankheiten, die durch den Kehlkopf ihren Eintritt in den Organismus nehmen, als erysipelatöse auffassen zu müssen: wenn diese Auffassung Giltigkeit haben soll, so muss dieselbe ihre Stichprobe an den drei Punkten bestehen, welche für die Definition des Erysipels und damit für die Diagnose desselben als maassgebend angesehen zu werden pflegen; diese drei Punkte sind: 1) die Aetiologie, 2) die pathologische Anatomie, 3) das klinische Krankheitsbild.

Die ätiologischen Verhältnisse des Erysipels schienen zur Zeit, als Massei seine Beobachtungen mittheilte, zweifelsohne festzustehen. Eine Opposition, welche die Specifität des Fehleisen'schen Erysipelcoccus bezweifelte, war damals kaum vorhanden oder wurde wenigstens nicht für ernst genommen. Aber schon wenige Jahre später machte sich eine solche bemerkbar und nahm bald sehr erhebliche Dimensionen an. Die im Jahre 1887 erschienene Arbeit von Hajek war fast schon die letzte, die, auf eine grössere Reihe sorgsamer Untersuchungen gestützt, gegen die Identität beider Streptococcen Stellung nahm. Seit jener Zeit sind fast alle Autoren — ein Einwand wurde mehr gelegentlich nur noch von Pawlowsky, Crookshand und Behring erhoben — zu einem gegentheiligen Urtheil gekommen und Baumgarten, C. Fraenkel, E. Fraenkel, Verneuil und Clado, Hell, Mossny, Kirchner, v. Eiselsberg und v. Lingelsheim u. a. m. vertreten auf Grund vielfacher und sorgsamer, meines Erachtens einwandsfreier Experimente die Anschauung, dass zur Zeit zwischen dem Streptococcus erysipelatosus Fehleisen und dem Streptococcus pyogenes Ogston in keiner Beziehung ein Unterschied nachzuweisen sei.

Noch verwickelter wurden diese Verhältnisse, als weitere Beobachtungen bekannt gegeben wurden, nach denen gelegentlich auch andere Mikroorganismen ein typisches Erysipel hervorzurufen im Stande sein sollen. So machte Rheiner bei zwei Kranken, die an Typhus abdominalis und gleichzeitig an brandigem Gesichtserysipel litten, den Bacillus typhosus auch für das letztere verantwortlich. Diese Deutung des bakteriologischen Befundes wurde allerdings von Baumgarten und von Fraenkel und Simmonds bestritten. Dahingegen scheinen drei andere, von einander unabhängige Mittheilungen, die von Bonome und Uffreduzzi, von M. Jordan und von Felsenthal herrühren, von gewichtigerer Bedeutung zu sein: diese fanden bei der Untersuchung mehrerer typischer Erysipelfälle keine Streptococcen, sondern nur Staphylococcen.

Die Zukunft wird lehren, wie weit die eben mitgetheilten Beobachtungen von anderer Seite bestätigt werden: so viel wird man aber wohl, ohne dieser Entscheidung irgendwie vorgreifen zu wollen, jetzt schon zugestehen müssen, dass die berufensten

Forscher auf diesem Gebiete, so viele sich auch mit dieser Frage beschäftigt haben, bei der heutigen Lage der Dinge durchgehend dem Erysipel einen specifischen Erreger absprechen. Diejenigen Autoren also, welche die Diagnose des Larynxerysipels abhängig machen von dem Nachweis eines specifischen Erysipelcoccus — und es sind dahinzielende Bemerkungen noch in Lehrbüchern allerneuesten Datums zu finden —, werden wohl nie in die Lage kommen, diese Diagnose zu stellen. Denn es ist eben, so viel wir bis jetzt wissen, der Fehleisen'sche Coccus von dem Streptococcus pyogenes, den wir in unzähligen phlegmonösen Gewebsentzündungen finden, weder seiner Gestalt, noch seinem Wesen nach zu unterscheiden. Demgemäss sind auch alle bisherigen bakteriologischen Untersuchungen, meine eigenen mit eingeschlossen, von keinem grossen Belang. Selbst das anscheinend entscheidendste Resultat, eine Reincultur von Streptococcen, mittelst unanfechtbarer Technik gewonnen — manche der diesbezüglich veröffentlichten Methoden sind übrigens durchaus nicht unanfechtbar — würde bei dem heutigen Stande unseres Wissens für eine Differentialdiagnose zwischen Erysipel und Phlegmone keinerlei Entscheidung bringen.

Meine Versuche, durch Ueberimpfung von Streptococcen-Reinculturen irgend welche Schleimhauterkrankungen zu erzielen, sind ziemlich resultatlos geblieben. Vier Mal habe ich eine wässerige Aufschwemmung von Streptococcen verschiedenartiger Provenienz in die Pharynx- oder Larynxschleimhaut verschiedener Thiere eingespritzt. Jedesmal wurde das Ohr eines Kaninchens zur selben Stunde und mit derselben Cultur zur Controle geimpft. Während sich bei den Controlthieren ausnahmslos schon nach 24 Stunden typische Erscheinungen einstellten, zeigten die eigentlichen Versuchsthiere — ein Hund, zwei Katzen, ein Kaninchen — merkwürdigerweise immer nur eine recht unbedeutende Reaction. Die Schwellungen, welche um die Injectionsstelle auftraten, waren so geringfügig und meist so schnell wieder verschwunden, dass selbst die mikroskopische Untersuchung der betreffenden Theile keinerlei nennenswerthe Krankheitsbilder zu Tage förderte [1]).

[1]) Ich bin übrigens weit davon entfernt, diesen negativen Resultaten irgend welche principielle Bedeutung zuzugestehen.

Dahingegen erwies sich eine aus einem Gesichtskarbunkel gewonnene Reincultur von Staphylococcus pyogenes aureus als im höchsten Grade virulent. Mit derselben wurden zwei Katzen geimpft: Katze I erhielt mittelst Pravaz'scher Spritze eine wässerige Aufschwemmung in das Velum palatinum; der Katze II wurde eine entsprechende Dosis unter Spiegelführung in die linksseitige, subglottische Larynxschleimhaut injicirt. Beide Thiere waren schon wenige Stunden nach geschehener Einspritzung offenbar schwer krank; sie sassen still in einer Ecke ihres Käfigs, frassen nicht und vermieden augenscheinlich nach Möglichkeit jede Bewegung des Kopfes. Die an den nächsten Tagen vorgenommene Localuntersuchung ergab folgende Resultate: Bei Katze I zeigte sich der weiche Gaumen etwas verdickt und schwerfällig in seinen Bewegungen; die Schleimhaut war aber nur wenig geröthet. Auch der Larynx hatte seine ursprüngliche grauweisse Farbe behalten. Ueber dem linken Aryknorpel war die Schleimhaut stark ödematös durchtränkt. Am folgenden Tage war das Velum palatinum noch voluminöser geworden; das Oedem hatte erheblich zugenommen und erstreckte sich über das ganze Lig. ary-epiglotticum bis zum Kehldeckel hin. Bei Katze II war im Pharynx nichts Krankhaftes zu entdecken, hingegen zeigte die linksseitige Umrandung des Aditus laryngis eine hochgradige ödematöse Schwellung, die in den nächsten 24 Stunden auch auf die rechte Kehlkopfseite übergriff. An den ursprünglich erkrankten Partien hatte das Oedem so sehr an Intensität zugenommen, dass die Schleimhaut ballonartig aufgetrieben war. Die Athmung des Thieres war eine äusserst mühsame. Bei beiden Katzen waren die Halsdrüsen stark geschwollen. Am 2. Tage wurden die Thiere getödtet; über den mikroskopischen Befund werde ich später berichten. An dieser Stelle möchte ich nur darauf hinweisen, dass das klinische Bild, das Katze II bis zu ihrem Tode zeigte, durchaus nicht vom Erysipel zu unterscheiden gewesen wäre, obgleich dasselbe durch eine Staphylococcencultur hervorgerufen war: ganz acuter Beginn; die Temperatur war sicher (dieselbe konnte nicht genau festgestellt werden, da die Thiere die Anwendung eines Thermometers nicht duldeten) eine hochfieberhafte; hochgradiges, schnell weiterkriechendes Oedem rings um den Aditus laryngis; laryngeale Dyspnoe und Schmerzhaftigkeit der Halsorgane.

Wir kommen nunmehr zur pathologischen Anatomie. Wenn der Name „Larynxerysipel" irgend welche Berechtigung haben und nicht geradezu verwirrend wirken soll, so muss man fordern, dass, nachdem sich die Aetiologie als unterscheidendes Moment so wenig stichhaltig erwiesen hat, nun wenigstens die pathologisch-anatomischen Erscheinungen im gegebenen Falle diese Bezeichnung rechtfertigen. Das werden dieselben aber nur dann thun, wenn sie — mutatis mutandis natürlich — sich denjenigen Veränderungen conform zeigen, die man an der äusseren Haut mit dem Namen des Erysipels zu belegen gewohnt ist.

Die pathologisch-anatomischen bezw. mikroskopischen Befunde, die während der letzten Jahrzehnte von hervorragenden Autoren beim Hauterysipel erhoben worden sind, lauten folgendermaassen: Hebra[1]) meint, dass „es sich beim Erysipel wie bei jeder anderen Hautentzündung um Stase und Exsudat handelt. Das Exsudat wird theils in die Cutis selbst, theils zwischen Epidermis und Cutis abgelagert, wodurch die Entstehung von Bläschen, Blasen und Pusteln hinlänglich erklärt wird". Nach Volkmann und Steudener[2]), deren Angaben die Bisiadeckischen[3]) Untersuchungen bestätigen, stellt das Erysipel zwar ursprünglich eine Affection der Cutis dar, aber „auf der Höhe der Erkrankung ist nicht nur diese, sondern auch das subcutane Gewebe so vollkommen durch kleinzelliges Material infiltrirt, dass das mikroskopische Bild des Erysipels sich fast vollkommen mit dem Bilde der bösartigsten Formen acut progredienter Bindegewebseiterungen deckt" (S. 563). Trotz dieser fast vollkommenen Gleichartigkeit der beiden mikroskopischen Bilder suchen unsere Autoren, vorläufig wenigstens, noch eine Scheidung zwischen Erysipel und Phlegmone festzuhalten, so wird (S. 563) „als anatomischer Unterschied des Erysipels von der beginnenden diffusen Bindegewebseiterung die gänzliche Integrität des eigentlichen Parenchyms der Gewebe, das Fehlen des Zerfalls der Fettzellen

[1]) Virchow's Handb. d. spec. Pathol. u. Therap. 1860. Bd. III. S. 235.

[2]) Centralbl. f. med. Wissensch. 1868. No. 36.

[3]) Sitzungsber. d. k. k. Akad. zu Wien. 1867.

und der Schmelzung der Intercellularsubstanz“ hervorgehoben. Einige Jahre später aber, als Volkmann dasselbe Thema in dem von Pitha und Billroth herausgegebenen Handbuch für Chirurgie bearbeitete, vergisst er ganz und gar diese Unterscheidung und verwischt die anatomische Grenzlinie zwischen Erysipel und Phlegmone; S. 137 heisst es: „Auch sind kleine, circumscripte Eiteranhäufungen und selbst diffuse Eiterinfiltrationen, die nicht diagnosticirt und nicht diagnosticirbar bei günstigem Verlauf später symptomlos resorbirt werden, beim Erysipel gewiss ziemlich häufig.“ Mit diesen Worten soll nicht etwa irgend eine Complication des Erysipels geschildert werden — dann wäre ja gegen dieselben gar nichts einzuwenden — sondern die ganze Art der Beschreibung lässt erkennen, dass Volkmann derartige „circumscripte und selbst diffuse Eiterinfiltrationen“ als zum Bild des einfachen, uncomplicirten Erysipels gehörig betrachtete. Ganz auf dem Boden dieser Anschauung steht die Schilderung, die Küster in der Eulenburg'schen Real-Encyklopädie vom Erysipel entwirft.

Im Gegensatz hierzu wird von Billroth und Winiwarter[1]) zwischen Erysipel und Plegmone eine scharfe Grenze gezogen; das anatomische Bild des Erysipels wird (S. 451) folgendermaassen geschildert: „Erweiterung der Capillaren in der Cutis, seröse Exsudation in das Gewebe derselben, lebhafte Entwickelung der Zellen des Rete Malpighii und zellige Infiltration zwischen die Cutisfasern. Auf das Unterhautzellgewebe dehnt sich die Krankheit meist nur in geringerem Maasse aus.“ Alle stärkeren Infiltrate der Subcutis werden in das Bereich der phlegmonösen Entzündungen verwiesen.

Ziegler[2]) wiederum findet „die anatomischen Veränderungen des Erysipels in einer sehr erheblichen, zellig-serösen, mitunter auch zellig-fibrinösen Infiltration der Haut und des subcutanen Bindegewebes“. Die mikroskopischen Verhältnisse der Phlegmone werden (S. 426) in ganz entsprechender Weise geschildert, nur „ist dieselbe durch die Bildung eines eitrig-serösen, oft auch zum Theil eitrig-fibrinösen, zuweilen verjauchenden Exsudats

[1]) Die allgem. chirurg. Pathol. u. Therap. Berlin 1883.
[2]) Lehrb. d. spec. path. Anat. 1892. II. S. 425.

charakterisirt". Ganz anders endlich aber lautet die Schilderung die Langerhans[1]) vom Erysipelas entwirft. Nach ihm stellt dasselbe „eine mit heftigem Fieber und mit schweren Allgemeinerscheinungen verbundene, stark entzündliche Schwellung der eigentlichen Haut, mit stark ödematöser und geringerer zelliger Infiltration" dar.

Wie man sieht, ist die Definition des Hauterysipels in pathologisch-anatomischer Beziehung nichts weniger als einheitlich, und die Abgrenzung desselben der Phlegmone gegenüber nichts weniger als feststehend. Der Mangel an Uebereinstimmung, der sich in den eben mitgetheilten Citaten zu erkennen giebt, ist aber ein so auffallender, dass demselben sicher ganz besondere Ursachen zu Grunde liegen müssen. Und ich möchte glauben, dass die Verschiedenartigkeit der Urtheile, die wir eben kennen gelernt haben, zurückzuführen sei auf eine Verschiedenartigkeit der Objecte, die den einzelnen Autoren zur Prüfung vorgelegen haben. Ein reines, uncomplicirtes Erysipel zu untersuchen, mögen wohl nur die wenigsten Gelegenheit gehabt haben; denn derartige Kranke pflegen ja, wenn nicht ganz besondere Zufälle mit im Spiele sind, nicht zu sterben. Diejenigen Erysipelfälle aber, die zur Section und damit zur mikroskopischen Untersuchung kommen, haben gewöhnlich allerhand Complicationen aufzuweisen, so dass sich ein typisches Bild aus denselben kaum gewinnen lässt. Volkmann's Schilderung wenigstens lässt kaum einen Zweifel darüber zu, dass bei den drei, einer schweren Erysipelepidemie entstammenden Fällen, die ihm zur Untersuchung vorlagen und aus deren Befunden er seine Schlussfolgerungen zog, das Erysipel durch tiefgreifende phlegmonöse Prozesse complicirt war. Solche Fälle soll man aber nicht als Schulfälle auffassen und aus ihnen darf man keine Definitionen ableiten.

In dem einen Punkte aber sind alle Autoren einig, dass das Erysipel seinen primären und hauptsächlichen Sitz in der Cutis hat, die Phlegmone den ihrigen in der Subcutis. Nur die verschiedenen Uebergangsstadien von der einen Form zur anderen, die sich als mehr oder weniger starke Durchsetzung der Subcutis mit kleinzelligem Material dar-

[1]) Patholog. Anat. 1891. S. 219.

stellen, die früher sogenannte Infiltratio plastica — diese werden von dem einen dem Erysipel, von dem anderen der Phlegmone zugeschrieben.

Noch verwickelter werden diese Verhältnisse, wenn wir dieselben, wie das nach den vorhergehenden Auseinandersetzungen die Analogie der Namen verlangt, von der äusseren Haut auf die Schleimhaut übertragen. Nach dieser Analogie muss man zuvörderst die Forderung stellen, dass das Larynxerysipel sich als eine Primärerkrankung der eigentlichen Mucosa — denn diese entspricht nach der allgemein üblichen Eintheilung der Cutis an der äusseren Haut — darstellt. Luschka schildert dieselbe (S. 172) als „eine gesetzmässige Bildung von wandelbarer Dicke, die aus kurz- und feinfaseriger Bindesubstanz besteht, in welche zahlreiche Formelemente anderer Art eingestreut sind. Diese Formelemente stellen zart granulirte Körperchen dar, die oft so massenhaft auftreten, dass sie das Fasergerüst der Mucosa fast vollkommen verdecken. Dasselbe wird erst deutlicher in der Submucosa, wo es durchsetzt von spindelförmigen Körperchen einen exquisit wellenförmigen Verlauf nimmt.“ Dieser Schilderung entsprechen vollkommen die Resultate meiner eigenen Untersuchungen; da aber die diesbezügliche Luschka'sche Abbildung (Taf. X, Fig. VI) etwas schematisch gehalten ist, so füge ich die Zeichnung eines eigenen Präparates (Fig. 1) bei, welches die fraglichen Verhältnisse mit photographischer Treue wiedergiebt. Dieses Präparat lehrt, wie das mitgezeichnete Mikrometermaass und die Vergrösserungstabelle beweisen, dass der Dickendurchmesser der wahren Mucosa etwa 10—12 μ beträgt. (Der Dickendurchmesser der Cutis beträgt nach Quain-Hoffmann 1—4 mm.) An den verschiedenen Stellen der Larynxschleimhaut mag die Mucosa etwas mehr oder weniger breit angeordnet sein, die absoluten Werthe derselben sind aber durchgehends äusserst geringe. Des ferneren sieht man, dass die Strukturverhältnisse der Mucosa von denen der Submucosa nur in sehr geringem Maasse abweichen, während doch Cutis und Subcutanea recht handgreifliche Unterschiede in ihrem Aufbau zeigen. In Folge dessen ist auch der Uebergang von der einen zu der anderen Schicht bei der Schleimhaut der denkbar allmählichste. Ich könnte nirgends, wie das in der Luschka'schen Abbildung angedeutet ist, eine bestimmte Grenzlinie fixiren: die granulirten Formelemente werden nach der Tiefe zu seltener; das Fasergerüst, welches unmittelbar unter der Epithelschicht gewöhnlich parallel zur Oberfläche verläuft, wird allmählich lockerer und spaltet sich bald hier, bald dort, um in der Tiefe Drüsen und Muskelbündel zwischen seine Züge aufzunehmen.

Mit dieser Anordnung des Fasergerüstes geht diejenige der hierher gehörigen Lymphbahnen Hand in Hand. Nach Teichmann (s. Luschka, S. 153ff.) lassen dieselben an manchen Stellen, so an der oberen Umrandung des Kehlkopfes, eine zweifache Schicht erkennen, von denen die eine der Mucosa, die andere der Submucosa entspricht. An anderen Partien aber, beispielsweise an den Taschenbändern, finden so zahlreiche Communicationen der Lymphwege unter einander statt, dass eine Trennung in zwei Lagen nicht mehr durchführbar ist.

Unter solchen Verhältnissen liegt natürlich auch bei jeder leichten Affection der Schleimhautoberfläche eine gewisse Gefahr vor, dass die tieferen Gewebspartien in den pathologischen Prozess mit hineingezogen werden. Und zwar ist diese Gefahr bei der Larynxschleimhaut, dank der eben geschilderten anatomischen Anordnung derselben, noch viel grösser als bei der äusseren Haut, wo ja auch schon ein Uebergreifen der Erkrankung von einer Schicht zur anderen keine Seltenheit ist. Hier wie dort ist es aber, wie wir gesehen haben, die Mitbetheiligung gerade dieser Partien, welche einer einheitlichen Deutung und Auffassung der in Frage stehenden Prozesse am meisten im Wege steht. Mag deshalb Massei auch formell in seinem guten Recht gewesen sein, als er bei der nun einmal bestehenden Unsicherheit der Krankheitsbestimmungen die Volkmann'sche Definition seinem primären Larynxerysipel zu Grunde legte, zweckmässig war die Annahme gerade dieser Principien mit ihren weitgehendsten Folgerungen für eine einheitliche und übersichtliche Klassificirung aller hierher gehörigen Affectionen gewiss nicht. Ausserdem meine ich, dass gerade jetzt, wo man allgemein bemüht ist, das Erysipel und die acute infectiöse Phlegmone von einem übergeordneten Gesichtspunkt aus zusammenzufassen, mehr noch als vordem die Nothwendigkeit vorliegt, die Grenze zwischen den beiden zusammen gehörigen, aber doch nicht vollkommen identischen Erkrankungen festzuhalten. Denn darüber kommen wir doch nicht hinweg, dass Erysipel und Phlegmone trotz all' ihrer nahen Beziehungen zu einander immer noch zwei recht verschiedenartige Prozesse darstellen. Ein Schulfall von Larynxerysipel im Sinne von Hebra, Billroth, Langerhans würde jedenfalls auf Grund Massei'scher Anschauungen kaum zu diagnosticiren sein; denn ein Infiltrat, das in seinem wesentlichen Theil der Mucosa angehört, würde bei dem minimalen Dickendurchmesser dieser nur so geringfügige Veränderungen in den Contouren des Kehlkopfes hervorrufen, dass dieselben bei einer Spiegeluntersuchung kaum wesentlich in's Auge fallen dürften. Andererseits würde, selbst wenn man solche Fälle, wo es (wie bei dem X. Fall von Massei) zu offenkundigem Eiterdurchbruch kommt, aus der Reihe der Erysipelerkrankungen streicht, das Gebiet der phlegmonösen Erkrankungen immer noch zu eng gefasst sein. Müsste man doch die grosse Reihe der Uebergangsformen — die Infiltrationes plasticae — immer noch zum Erysipel rechnen, obgleich dieselben in Folge der überwiegenden Erkrankung der Submucosa anatomisch der Phlegmone viel näher stehen als dem Erysipel. Und wo soll man die Fälle unterbringen, bei denen unter diesem derben Infiltrate in der Tiefe sich „undiagnosticirte und undiagnosticirbare Eiteransammlungen" verbergen? Kein Autor, mit Ausnahme von Volkmann, geht, wie wir gesehen haben, so weit, ein derartiges Krankheitsbild als typisches Erysipel anzusprechen.

Aus diesen Gründen, glaube ich, würde man gut thun, wollte man sich bei der anatomischen Begriffsbestimmung des Larynxerysipels an ein Wort Virchow's halten, der ja schon oft genug auch unserer Fachwissenschaft die Wege geebnet hat. „Das Larynxerysipel", meinte er bei einer diesbezüglichen Discussion[1]), „macht anatomisch nicht viel anderes als eine ödematöse Anschwellung." Eine Stütze findet diese Anschauung darin, dass auch an der äusseren Haut überall da, wo sich dieselbe durch die Verdünnung der Cutis und die lockere Anordnung der Subcutanea dem Aufbau der Schleimhaut nähert, so z. B.

[1]) Verhandl. der Berl. med. Gesellsch. 1887. I. S. 80.

an den Augenlidern und am Präputium, ein eventuelles Erysipel sich viel weniger durch körperliches Infiltrat als durch ödematöse Schwellung zu erkennen giebt. Eine fernere Stütze sehe ich darin, dass, wie Eppinger nachgewiesen hat (S. 66) und meine Abbildung (Fig. 2) bestätigt, bei acuten Oedemen der Larynxschleimhaut, welcher Aetiologie sie auch immer ihr Entstehen verdanken, überhaupt kein kleinzelliges Infiltrat aufzutreten pflegt. Die Abbildung illustrirt die anatomischen Veränderungen, die sich in dem Kehlkopf jener Katze II vorgefunden haben, deren Krankengeschichte ich vorher schon mitgetheilt habe. Trotz des hochgradigen, bereits in Zerfall begriffenen Infiltrats in der Tiefe der Gewebe sind die Oberflächenpartien, die in vivo die ausgebreitetsten Oedeme zeigten, von jedem zelligen Infiltrat vollkommen freigeblieben.

An Fällen, die als Paradigmata für diese strengere Auffassung des Larynxerysipels dienen können, fehlt es nicht; ich finde dieselben in den Mittheilungen von Bergmanns, Zieglers, und Herzfelds. In all' den von diesen Autoren mitgetheilten Krankheitsbildern stossen wir auf dieselben Symptome, die Massei als charakteristisch für das klinische Bild des Larynxerysipels bezeichnet hat. Das anatomische Substrat aber wird immer und allein geliefert durch die ödematöse Schwellung der Kehlkopfschleimhaut. Die rapide Schnelligkeit, mit welcher dieselbe entsteht, von einem Ort zum anderen weiterkriecht und schliesslich auch verschwindet, scheint mir dem Bilde des Erysipels viel mehr zu entsprechen, als das seiner ganzen Natur nach schwerfälligere, körperliche Infiltrat, welches für das Bild der Phlegmone charakteristisch ist; auch diese wandert ja, wie wir wissen, aber es fehlt ihr die flüchtige, von Ort zu Ort huschende Art, welche das Erysipel auszeichnet und welche man bei dem bestens beobachteten Ziegler'schen Fall in so prägnanter Weise ausgeprägt findet.

Nur noch eine einzige Schwierigkeit, welche diese Auffassung mit sich bringt, bleibt zu überwinden: Ich habe von Anfang an darauf hingewiesen, dass der Name „Larynxerysipel“ nur dann eine Berechtigung hat, wenn es sich in Analogie zum Hauterysipel um eine primäre Erkrankung der eigentlichen Mucosa handelt — das Oedem aber, das ich als einziges anatomisches Substrat für diese Diagnose heranziehen möchte, wird gemeiniglich als eine Affection der Submucosa aufgefasst. Hierzu ist nun zu bemerken, dass diese Ansicht trotz der allgemeinen Anerkennung, die sie bis jetzt gefunden hat, in solch uneingeschränkter Form nicht zutreffend ist. Zuvörderst liegt es auf der Hand, dass bei Oedemen, die z. B. durch Verbrennung oder Einkeilung von Fremdkörpern im Larynx hervorgerufen werden, das schädigende Agens seine reizende Wirkung zu allererst und zwar mit vollster Wucht, auf die oberflächlichen Schichten, also auf das Epithel und auf die Mucosa, ausgeübt haben muss, bevor dieselbe bis zu den tieferen Lagen der Submucosa durchdringen kann. Bei derartig schweren Traumen wird man nun allerdings den Einwand erheben können, dass, wenn auch Epithel und Mucosa den ersten Anprall auszuhalten haben, die Energie der Noxe doch stark genug ist, um auch noch die Submucosa augenblicklich in einen schweren Entzündungszustand zu versetzen. Es giebt aber gewisse Fälle von Larynxödem, bei denen dieser Einwand sich nicht aufrecht erhalten lässt, so z. B. dort, wo durch sonst ganz harmlose Pinselungen mit Höllensteinlösungen ein Oedem der Kehlkopfschleimhaut hervorgerufen wird. Derartige Beobachtungen — und dieselben sind ja durchaus nicht vereinzelt — weisen doch mit einem hohen Grade von Wahrscheinlichkeit darauf hin, dass unter Umständen auch ein Reiz, der nur die Oberfläche der Schleimhaut trifft, genügt, um ein Oedem auszulösen. Wissen wir doch, dass gerade das Argentum nitricum in seiner Wirkung auf die Gewebe auf die Oberfläche beschränkt ist, und in Folge dessen sind wir, glaube ich, zu der Annahme berechtigt, dass diejenige Veränderung der Gefässwände, die zum Zustandekommen eines serösen Transsudats nothwendig ist, durch das Argentum nitricum unmittelbar nur in den oberflächlichen Lagen der Schleimhaut ausgelöst wird. Selbstverständlich wird die Alteration der Gefässwände nicht genau an der Grenze zwischen Mucosa und Submucosa Halt machen, sondern mehr oder weniger auch in das Gebiet der letzteren hinüberreichen, aber die Provenienz der transsudirten Flüssigkeit weist in allererster Reihe auf die Gefässe der Mucosa hin. Wir müssen uns bei diesen Ueberlegungen durch erfahrungsgemässe Schätzungen leiten lassen; ein mathematischer Beweis, wie weit diese oder jene Schädlichkeit ihre selbstthätige Wirkung ausdehnt, lässt sich eben nicht erbringen. Mit Sicherheit beweisen lässt sich hingegen, dass acut entzündliche Oedeme gegebenen Falles nicht nur die Submucosa, sondern auch die Mucosa durchsetzen und bis an die oft in Blasenform abgehobene Epithelschicht heranreichen.

Ich habe, um diese Verhältnisse zu studiren, zwei narkotisirten Hunden kochendes Wasser und Crotonöl in den Kehlkopf eingespritzt. Sobald sich Oedeme zeigen, wurde die Narkose bis zum Exitus lethalis gesteigert und die sofort herausgenommenen Kehlköpfe in kochendem Wasser oder überschüssiger Sublimatlösung fixirt. Bei den auf diese Weise vorbereiteten Präparaten zeigte sich das Epithel hier und dort blasenartig von seiner Unterlage abgehoben; die Faserbündel der Mucosa und der Submucosa, waren durch eine schwach gelblich gefärbte — wahrscheinlich ist diese Färbung durch das Mitaustreten von rothen Blutkörperchen in's Gewebe bedingt — keinerlei Tinction annehmende Masse aus einander gedrängt; zellige Infiltration aber war nirgends zu sehen.

Wenn ich trotz dieser Erwägungen an der Auffassung, welche das Larynxödem als eine submucöse Affection hinstellt, nicht rütteln will, so geschieht das aus dem Grunde, weil der Schwerpunkt aller in's Auge fallenden Veränderungen in der That immer in der Submucosa zu suchen ist, ganz gleich ob dieselbe activ oder nur passiv in Mitleidenschaft gezogen ist. Denn die Mucosa kommt, so lange es sich um solch grobe Verhältnisse handelt, wegen ihrer geringen Dickenausdehnung für das seröse Transsudat eben so wenig in Betracht als für die kleinzellige Infiltration. Es kam mir einzig und allein darauf an, nachzuweisen, dass die Auffassung, nach welcher das Oedem das einzig anatomische Substrat des Larynxerysipels darstellt, keinen logischen Widerspruch gegen die enger und schärfer begrenzte Definition Hebra's, Billroth's und Langerhans' in sich schliesst, und dass dieses anatomische Substrat für die Diagnose eines Erysipels durchaus genügt, an der Larynxschleimhaut eben so gut wie am Präputium und den Augenlidern.

Dem klinischen Krankheitsbilde, wie es von Massei formulirt ist, habe ich nichts hinzuzufügen.

Ich erkenne also die Massei'sche Entdeckung in ihrer hohen Bedeutung voll und ganz an, halte es aber für dringend wünschenswerth, dass die anatomischen Verhältnisse des Larynxerysipels etwas schärfer präcisirt werden. Felix Semon hat sich einmal (Internat. Centralbl. für Laryngologie. 1893. Bd. X. S. 55) dahin ausgesprochen, dass „seiner Ueberzeugung nach das entzündliche Oedem des Kehlkopfes, die sogenannte phlegmonöse Laryngitis, das Erysipel des Larynx und die Ludwig'sche Angina mit einander identisch seien und nur verschiedene Abstufungen ein und desselben Prozesses darstellen". Wenn ich diese Worte dahin deuten darf, dass die „Identität" der betreffenden Erkrankungen sich auf ihre Aetiologie und ihre Wesenheit als acute Infectionskrankheiten bezieht und dass mit „der verschiedenen Abstufung ein und desselben Prozesses" die Verschiedenartigkeit des pathologisch-anatomischen Bildes und die hieraus resultirende Abweichung der klinischen Erscheinungen und der Prognose bezeichnet werden soll, so kann ich denselben rückhaltlos beistimmen.

Da aber jeder einzige der eben angeführten Prozesse selbständig für sich allein in die Erscheinung treten kann, so müssen wir auch für jeden einzelnen derselben die eigenen Grenzwerthe finden, wodurch eine Zusammenfassung aller hierhergehörigen Erscheinungen unter einen übergeordneten Begriff durchaus nicht gefährdet wird.

Wenn wir aber, wie das von autoritativer Seite geschehen ist, das „Larynxerysipel kurzweg als eine phlegmonöse Laryngitis bei bestehendem Genius epidemicus" bezeichnen, so verwischen wir diejenige Grenzlinie, die wir innezuhalten verpflichtet sind, und es bleibt jener Vorwurf zu Recht bestehen, den v. Bergmann[1]) vor etwa 7—8 Jahren gegen uns erhoben hat, dass man in der Laryngologie „als eine Capitelüberschrift Oedema laryngis und phlegmonöse Entzündung unbeanstandet neben einander gestellt findet, während man bei jedem anderen Körpertheil sich gegen eine derartige Zusammenstellung wenden würde".

[1]) v. Bergmann, Ueber primäres Larynxerysipel. Petersb. med. Wochenschrift. 1887. No. 49, 50.

Deshalb schlage ich vor, unter dem Namen des primären Larynxerysipels nur diejenigen Fälle zu begreifen, bei welchen das Oedem bei gegebenem klinischem Krankheitsbild das die Situation beherrschende, local anatomische Substrat bildet. All' die übrigen Erkrankungen, bei denen sich unter sonst gleichen Bedingungen ein körperliches Infiltrat in überwiegender Weise geltend macht, mögen als acut infectiöse Phlegmonen aufgefasst werden. Will man aber diesen Namen nur für jene Fälle reserviren, wo es zu einer manifesten, eitrigen Schmelzung des Gewebes kommt, so mag man die Uebergangsstadien nach altem Muster als plastische Infiltrationen bezeichnen.

Bis jetzt hat man immer die Fiebercurve als maassgebend für die Differentialdiagnose zwischen Erysipel und Phlegmone angesehen: wie wenig diese für diesen Zweck genügt, und wie nothwendig eine Scheidung auf anderer Basis ist, das kann nicht schlagender bewiesen werden, als durch jene Discussion zwischen Senator und Guttmann über die acute infectiöse Phlegmone des Pharynx, die am 18. Januar 1888 in der Berliner Medicinischen Gesellschaft statthatte. Senator war der Meinung, er proclamire in seinem Vortrage ein neues Krankheitsbild. Demgegenüber betonte Guttmann, dass die von dem Vortragenden geschilderte Affection schon lange bekannt und auch des Oefteren unter dem Namen „Schleimhauterysipel“ beschrieben sei. Diese Auffassung wurde mit Entschiedenheit zurückgewiesen: von einem Schleimhauterysipel, sagte Senator, dürfe man doch nur dann sprechen, wenn durch den Nachweis Fehleisen'scher Erysipelkokken oder durch ein voraufgegangenes, bezw. nachfolgendes Hauterysipel die Natur der vorliegenden Erkrankung zweifelsohne sicher gestellt sei. Die Untersuchungen der nächsten Jahre haben nun zwar gelehrt, dass selbst diese Kriterien, die Senator damals als unbedingt entscheidende ansah, einer genaueren Prüfung nicht Stand halten. In einem Punkte aber war der Vortragende in seinem guten Recht: er durfte die Auffassung als eine willkürliche bezeichnen, welche eine tiefgreifende, diffuse Eiterung ohne Weiteres in die Kategorie der erysipelatösen Erkrankungen rechnet. Mag man auch früherhin schon ähnliche Fälle gesehen und beschrieben haben, die anatomischen Verhältnisse derselben hatte man nicht genügend in

Betracht gezogen, und durch diesen Mangel war eine Unklarheit in der Terminologie und in der Auffassung bedingt worden, welche zwei hervorragende Kliniker in einer ausgedehnten, mündlichen Discussion nicht einmal darüber einig werden liess, ob sie überhaupt von ein und derselben Sache oder verschiedenartigen Dingen sprächen.

All' die Fälle, die nach Aufstellung des Senator'schen Paradigmas von Landgraf, Baruch, Germonig, Schäffer u. A. m. mitgetheilt wurden, rechtfertigen ebenso wie dieses selbst die anatomische Diagnose der infectiösen Phlegmone voll und ganz; ihr klinischer Theil aber, und das scheint mir von wesentlicher Bedeutung, deckt sich fast vollkommen mit dem Krankheitsbilde, das Massei vom primären Larynxerysipel entworfen hat. Beide Erkrankungen setzen ganz plötzlich, meist mit Schüttelfrost, ein; das Fieber erreicht des Abends, besonders in den ersten Tagen, eine ziemlich beträchtliche Höhe (39—40°), die Morgentemperaturen pflegen um 0,5—1,0° niedriger zu sein. Hier wie dort zeigen die Halsorgane schon während der Ruhe und noch vielmehr während des Schluckens grosse Schmerzhaftigkeit. Die Athmung ist erschwert und der Patient in beiden Fällen auffallend matt und hinfällig. Nur die Localuntersuchung der erkrankten Partien lässt einige Unterschiede erkennen. Die Rachengebilde, die bei der Massei'schen Affection gar nicht oder nur durch das Uebergreifen des Oedems von Larynx auf den Pharynx betheiligt sind, zeigen bei der Phlegmone derbe Schwellungen und starke Röthungen, die durch tiefsitzende, diffuse Eiterungen bedingt sind. Am Kehlkopf selbst sieht man beim Erysipel, meiner früheren Auseinandersetzung gemäss, nur Röthung und Oedeme, bei der Phlegmone ist die Schleimhaut zwar auch geröthet, aber dieselbe nimmt, besonders wenn die Affection eine Zeit lang andauert, oft einen verwaschenen, grauröthlichen Farbenton an. Alle normalen Contouren sind durch derbe, ungefügige Schwellungen, denen unter Umständen auch hier und da ein circumscriptes Oedem sich zugesellen kann, verwischt. Ebenso wie die Phlegmone der Haut zeigt auch die Phlegmone der Schleimhaut die Tendenz, von einem Punkt zum anderen weiter zu kriechen; aber ihre Bewegung ist langsam und schwerfällig beim Kommen sowohl wie beim Gehen und hat nichts von der charakteristischen Flüchtigkeit des erysipelatösen Oedems. Beiden Erkrankungen gemeinsam ist ferner das Auftreten der sogenannten „Phlyctänenbildung“. Dieselben stellen membranartige, weisse oder weissgraue Belege dar, an deren Stelle, wenn sie vorzeitig losgelöst werden, oberflächliche Substanzverluste zu Tage treten. Für gewöhnlich aber fallen diese Pseudomembranen erst ab, wenn die Schleimhaut unter denselben vollständig regenerirt ist. Narbenbildung an den betreffenden Stellen habe ich nicht beobachtet, obgleich, wie die mit dem Zeichenspiegel gezeichnete Abbildung No. 3 beweist, dieser Prozess manchmal recht tief greift. Unter dem Mikroskop erkennt man — in Fall VIII und XI hatte ich Gelegenheit, diese Verhältnisse zu untersuchen — dass es sich bei diesen „Phlyctänen“ um ein fibrinöses Trans- und Exsudat handelt, bei dem es auch zu einer Nekrose des Epithels und der obersten Schichten des subepithelialen Gewebes kommen kann (s. Fig. 3). Diese fibrinöse Exsudation hat meines Erachtens gar nichts Charakteristisches an sich, denn wir wissen, dass alle möglichen Schleimhäute des Athmungs- und Verdauungstractus auf sehr viele Entzündungsreize in dieser Weise reagiren und ich glaube, es wird vergebliche Mühe sein, diese Dinge in ein gemeinschaftliches, etwa bakteriologisches System bringen zu wollen. Zeigen doch die mit fibrinösen Belägen einhergehenden Schleimhautentzündungen bei der Influenza, beim Typhus, bei der Rhinitis und Enteritis fibrinosa genau dasselbe anatomische Bild, wie ich es eben für die Phlegmone und das Erysipel geschildert habe.

Von all' den Fällen, die unter der Diagnose der acuten infectiösen Phlegmone des Pharynx mitgetheilt worden sind, habe ich nur gegen zwei einen Einwand zu erheben. Während sich nehmlich in dem Senator'schen Paradigma überall eine thatsächliche, schwere Erkrankung der Pharynxschleimhaut vorfindet, bemerkt Schäffer in seiner Mittheilung, „die Tonsillen und die Schleimhaut der hinteren Pharynxwand sind nur wenig geröthet, nicht geschwellt“. Im Sectionsprotocoll, das eine zweifellos phlegmonöse Erkrankung der Epiglottis, der Lig. ary-epiglottica und der beiderseitigen Sinus pyriformes angiebt, geschieht der Rachengebilde überhaupt keine Erwähnung, was ich wohl in Gemeinschaft mit dem in vivo erhobenen Befund dahin deuten darf, dass sich hier keine nennenswerthe Erkrankung vorgefunden hat. In der Baruch'schen Publication lesen wir: „Die Schleimhaut des Rachens ist eher blass, als geröthet, nicht geschwollen". Der Larynx hingegen zeigte auch in diesem Falle eine unbestreitbare Phlegmone. Es will mir nun nicht einleuchten, weshalb man auch in diesen Fällen durchaus eine Pharynx-Phlegmone annehmen soll, obgleich der Pharynx keinerlei Krankheitserscheinungen aufzuweisen hatte. Wäre es nicht viel einfacher und naturgemässer, diese Fälle als acute infectiöse Phlegmonen des Larynx aufzufassen, da der Larynx allein afficirt war und doch der Eingangspforten für Infectionskeime gerade genug bietet?

Der Baruch'sche Fall bildet übrigens einen guten Beleg für die Ansicht, dass Erysipel und acute infectiöse Phlegmone nur Abstufungen ein und desselben Krankheitsprozesses darstellen: Ein 58jähriger Mann erkrankt, nachdem er Tage lang zuvor seinen an Erysipelas facieis leidenden Sohn gepflegt hat, unter ganz stürmischen Erscheinungen, die auf Grund der Anamnese, des klinischen Bildes und des localen Befundes („der Kehldeckel und die Stimmbänder erscheinen wie gequollen, glasig, ödematös") wohl allseitig als primäres Larynxerysipel gedeutet worden wären. Ein hinzutretendes Hauterysipel kann diese Diagnose nur bekräftigen; aber der Eiter, der sich bei der Ausführung der nothwendig gewordenen Tracheotomie aus dem Larynxgewebe entleerte, beweist, dass das im Anfang wahrscheinlich reine Erysipel durch eine tiefe, phlegmonöse Erkrankung complicirt worden war.

All' diese Fälle, die bis jetzt als acut infectiöse Phlegmonen veröffentlicht wurden, haben einen tödtlichen Verlauf genommen, und zwar trat der Tod gewöhnlich nicht auf der Höhe der Localerkrankung, auch nicht in Folge einer greifbaren Nacherkrankung ein, sondern die meisten Patienten starben in ganz eigenthümlicher Weise unter adynamischen Erscheinungen, oft genug gerade in dem Augenblick, wo eine unverkennbare Besserung des localen Leidens die Hoffnung auf vollkommene Genesung gerechtfertig erscheinen liess. Es liegt der Gedanke nahe, dass hier wie bei vielen anderen septischen Affectionen die Hauptgefahr nicht sowohl in der localen Erkrankung, als vielmehr in der durch die Allgemeininfection bedingten Herzschwäche zu sehen ist. Uebrigens bin ich durchaus nicht der Meinung, dass jede acut infectiöse Phlegmone des Pharynx oder Larynx tödtlich endigen muss. Wahrscheinlich hat man gemeint, die Diagnose stimme nicht, wenn die Patienten mit dem Leben davon kämen, und hat deshalb die Mittheilung solcher Fälle vernachlässigt. Ich wüsste wenigstens nicht, wie ich die Fälle I, II, IV, V, die doch alle wieder gesund geworden sind, anders als acut infectiöse Phlegmonen deuten sollte; Fall VIII und IX sind als solche durch die Section und die mikroskopische Untersuchung zweifelsohne sicher gestellt. Viel günstiger als hier aber liegen jedenfalls die Verhältnisse beim primären Larynxerysipel. Selbst wenn ich alle Fälle, die unter dieser Diagnose veröffentlicht wurden, hier in Betracht ziehe, so dürften es allerhöchstens 25 bis 30 pCt. sein, die einen unglücklichen Ausgang nahmen. Die erste und hauptsächlichste Gefahr liegt beim Erysipel, gerade im Gegensatz zur Phlegmone, in der Localerkrankung des Kehlkopfes, welche durch die rapide Schnelligkeit, mit der sich die ausgedehntesten Oedeme zu entwickeln pflegen, leicht zur Erstickung führen kann. Und diese Gefahr besteht nicht nur im Anfang der Erkrankung, sondern sie kann immer wieder, so lange noch eine Spur des Krankheitsprocesses vorhanden ist, durch einen plötzlichen Nachschub oder gar durch ein Recidiv bedingt werden. Neben der Erstickungsgefahr, die beim Larynxerysipel jedenfalls als die hauptsächlichste zu betrachten ist, sind es des öfteren entzündliche Lungenaffectionen, die das Leben des Kranken bedrohen. Diesen kann neben manchen anderen ursächlichen Momenten auch ein Uebergreifen des erysipelatösen Processes auf das Lungengewebe zu Grunde liegen. Doch muss man mit der Diagnose der erysipelatösen Pneumonie, wie die Mittheilungen Hajek's gezeigt haben, etwas vorsichtig sein. Dieser untersuchte zwei Fälle, bei denen typische Haupterysipele durch den Hinzutritt tödtlicher Pneumonien complicirt wurden. Nur in einem Falle lag beiden Affectionen der gleiche Mikroorganismus (Streptococcen) zu Grunde, bei dem anderen Kranken war die Hautaffection, die noch dazu Thorax und Rücken ergriffen hatte, durch Streptococcen, die Lungenaffection aber durch den Diplococcus pneumoniae Fraenkel verursacht. Dass der Tod, wie bei der Phlegmone, unter adynamischen Erscheinungen nach Ablauf der Localerkrankung sozusagen als Herzparalyse auftritt, scheint beim uncomplicirten Larynxerysipel kaum vorzukommen.

Erysipel und infectiöse Phlegmone des Larynx sind also nach dem heutigen Stande unseres Wissens nicht unterscheidbar nach ihrer Aetiologie. Das klinische Bild beider Affectionen ist oft zum Verwechseln ähnlich. Dahingegen zeigt die Localuntersuchung und der Verlauf der Erkrankungen gewisse Differenzen, und ebenso bietet die pathologische Anatomie, welche für die eine Erkrankungsform ein seröses Transsudat, für die andere ein kleinzelliges oder eitriges Infiltrat als maassgebendes Substrat nachweist, eine ausreichende Handhabe, um die beiden Prozesse von einander zu unterscheiden und die Aufstellung von typischen Bildern zu ermöglichen. Die unzähligen Uebergänge zwischen den beiden Erkrankungsformen und ihre gemeinschaftliche Aetiologie legen den Gedanken nahe, dieselben als Abstufungen ein und desselben Prozesses zu betrachten.

Wir verlassen nunmehr das Gebiet der Infectionskrankheiten und wenden uns denjenigen Affectionen zu, die in den neuesten Lehrbüchern unter dem Titel des Larynxödem, der submucösen und der phlegmonösen Entzündung behandelt zu werden pflegen.

Da müssen wir zuvörderst die Frage aufwerfen: Haben wir überhaupt das Recht, ein eigenes Krankheitsbild unter dem Namen „Larynxödem“ aufzustellen? Die Geschichte des Larynxödems hat gelehrt, dass die Beantwortung, welche diese Frage im Laufe der Zeiten erfahren hat, nichts weniger als eine einheitliche gewesen ist. Bouillaud, Cruveilhier und Bricheteau haben dieselbe rundweg verneint. Das Oedem, das bei den verschiedensten Kehlkopferkrankungen auftreten kann, stellt nach ihnen keine principielle, sondern nur eine rein consecutive Erscheinung dar, deren ganzes Wesen höchst wechselvoller Art ist: das seröse Transsudat von heut kann sich morgen als plastisches und übermorgen als eitriges Infiltrat präsentiren. Ein solch' schwankendes Symptom aber, meinten sie, dürfe für eine grosse Gruppe von Affectionen, die in ihrer Aetiologie und in ihrem Verlauf die allererheblichsten Verschiedenheiten aufzuweisen haben, bei der Namengebung nicht den entscheidenden Factor ausmachen.

Diese Anschauungen enthalten zweifelsohne viel Wahres, aber unseren Autoren ist es entgangen, dass es eine Anzahl von Erkrankungen giebt, bei denen das seröse Transsudat des Kehlkopfes eine durchaus bleibende Erscheinung darstellt, die ohne Hinzutritt neuer Schädlichkeiten ihren Charakter in keiner Weise ändert. Das sind die von Sestier und Friedreich sogenannten Fälle von einfachem und von passivem Oedem. Hierzu zählten sie die hydropischen Ergüsse, die durch Anämie und Kachexie, durch Blut-, Herz- und Nierenerkrankungen und durch venöse Stauungen hervorgerufen werden. Vielleicht sind an dieser Stelle noch einige Formen des Larynxödems einzureihen, deren Wesenheit erst in späterer Zeit klargestellt worden ist, ich meine das angio-neurotische und das Jododem. Es ist aber bis jetzt ein vollkommenes Einvernehmen, ob es sich bei diesen Affectionen um localentzündliche Vorgänge handelt oder nicht, noch nicht erzielt. Von dieser Entscheidung wird es abhängen, an welcher Stelle diese Fälle endgültig unterzubringen sein werden.

Bei all' diesen Erkrankungen, so verschieden auch immerhin ihre Aetiologie sein mag, ist das seröse Transsudat in seiner wesentlichen Erscheinung immer dasselbe und ohne Hinzutritt neuer, anders gearteter Schädlichkeiten verändert dasselbe seine Natur nicht: es stellt also für diese Fälle ein constantes Symptom dar. Des ferneren haben diese Erkrankungen das Gemeinsame, dass bei ihnen dem Kehlkopf jeder active Reizzustand durchaus fehlt. Die Alteration der Gefässwandungen des Larynx, ohne welche ein Oedem nun einmal nicht zu Stande kommen kann, wird hier nicht durch eine Localerkrankung bedingt. Ganz andere fernliegende Organe tragen die Schuld hieran und der Kehlkopf selbst bildet für den hydropischen Erguss nur eine rein passive Ablagerungsstätte, gerade so wie das Unterhautzellgewebe für das analoge Hautödem. Man könnte einwenden, dass unter solchen Verhältnissen das Oedem des Larynx auch eben so wenig eine besondere Stellung in der Pathologie beanspruchen dürfe, wie das Oedem des Unterhautzellgewebes. Aber ich glaube, dass die hohe Lebenswichtigkeit, die dem Kehlkopf doch nun einmal zukommt, und die grosse Gefahr, die durch das Auftreten eines Oedems in demselben bedingt wird, immerhin die Aufstellung eines besonderen Krankheitsbildes rechtfertigen. Wird doch auch der Hydrops des Pericards und der Hirnventrikel an besonderer Stelle besprochen.

Für diese nicht entzündlichen Fälle möchte ich den Namen „Larynxödem" beibehalten wissen; denn das seröse Transsudat stellt in diesen Fällen, wie gesagt, keine wechselnde, sondern eine constante Erscheinung dar: es repräsentirt das einzige Moment, das diesen Erkrankungen gemeinschaftlich ist.

Für alle Arten des sog. entzündlichen Oedems hingegen gilt mit vollem Recht jener Einwand Bouillaud's, Cruveilhier's und Bricheteau's: eine Erscheinung von so veränderlicher Art, die von Stunde zu Stunde ihre Wesenheit wandeln kann, darf nicht zum Eintheilungsprincip für eine so wichtige und umfassende Gruppe von Erkrankungen erhoben werden. Denn in ihren pathologisch-anatomischen Verhältnissen zeigen die Fälle, die bisher in die Rubrik des entzündlichen Oedems gerechnet wurden, genau dasselbe wechselvolle Bild und dieselben Stadien, die wir bei den acut infectiösen Larynxerkrankungen kennen gelernt haben. Aber hier wie dort sind die einzelnen Krankheitsbilder, das Oedem, das plastische und das eitrige Infiltrat, durch Uebergänge, die in unmerklicher Weise von dem einen zum anderen führen, verbunden, so dass dieselben wieder trotz all' ihrer Verschiedenartigkeit als Abstufungen ein und desselben Krankheitsprozesses erscheinen, die, wenn es der Zufall will, an ein und demselben Patienten der Reihe nach zur Beobachtung kommen können. Ein Fremdkörper z. B., der in das Kehlkopfinnere eindringt, kann dort, manchmal binnen wenigen Minuten, ein ausgebreitetes Oedem entzündlicher Natur hervorrufen. Wenn in diesem Stadium die Entfernung des gefährlichen Eindringlings aus irgend einem Grunde unterbleibt und der Patient, etwa durch die Tracheotomie, vor dem Suffocationstode bewahrt bleibt, so kann sich, dank der immer tiefer greifenden Reizung des Gewebes, zu dem ursprünglich rein serösen Transsudat bald eine grosse Menge kleinzelligen Infiltrationsmaterials hinzugesellen — Stadium plasticum —, und dieses wird in dem Augenblick, wo die Anhäufung von Rundzellen eine weitere Ernährung der Gewebe unmöglich macht, zum eitrigen Zerfall führen.

Wir können hier die Frage, ob der mechanische Insult allein genügt, um eine Eiterung hervorzurufen, oder ob dazu die Mitwirkung irgend welcher Infectionskeime nothwendig ist, als für unsere Betrachtung unwesentlich bei Seite lassen. Denn selbst wenn man den letzten Fall als die einzige Möglichkeit betrachtet, so unterscheidet sich doch diese Form der Eiterung in der ganzen Art ihres Auftretens so wesentlich von dem Krankheitsbilde, welches man als acut infectiöse Phlegmone zu bezeichnen pflegt, dass eine Verwechselung kaum möglich ist.

Aehnlich wie bei der Einkeilung eines Fremdkörpers liegen die Verhältnisse bei Verbrennungen, Knorpelfracturen und anderen Traumen, bei denen sich ebenfalls ein ursprünglich rein seröses Transsudat durch unzweckmässiges Verhalten des Patienten in ein plastisches oder eiteriges Infiltrat verwandeln kann.

Eine etwas eigenthümliche Stellung in der Reihe der ätiologischen Momente nimmt die Erkältung ein. Es macht sich neuerdings das Betreben geltend, die ursprüngliche Bedeutung gerade dieses Factors abzuschwächen, und da man früher mit demselben nicht eben wählerisch verfahren ist, so können wir uns jetzt eine etwas strengere Prüfung gewiss gern gefallen lassen. Andererseits dürfen wir aber nicht vergessen, dass eine ganze Reihe von Krankheitsfällen in ätiologischer Beziehung vollkommen dunkel bleibt, wenn wir die Erkältung, den einzigen Punkt, auf den der Bericht des Kranken mit Bestimmtheit hinweist, in seiner ursächlichen Bedeutung nicht anerkennen wollen. So berichtet Gottstein in der neuesten Auflage seines Lehrbuches über einige Fälle von Larynxödem, für deren Entstehung sich kaum ein anderer Grund als eben Erkältung ausfindig machen lässt, und ich selbst habe drei ganz ähnliche Fälle gesehen. Die Kranken waren etwas heiser, klagten über ein leichtes Druckgefühl in der Gegend des Kehlkopfes, eine Störung des Allgemeinbefindens lag überhaupt nicht vor. Bei der laryngoskopischen Untersuchung entdeckte ich zu meinem Erstaunen wohl ausgebildete Oedeme am Kehlkopfeingange. Alle drei Patienten führten ihre Erkrankung auf Erkältung zurück und alle drei waren nicht davon zu überzeugen, dass sie an einer immerhin ernsteren Affection litten und konnten sich nicht dazu verstehen, ihre geschäftliche Thätigkeit auf einige Tage auszusetzen. Trotzdem verschwand das Oedem und damit jede Spur ihrer Beschwerden unter Verabreichung von Eispillen in kürzester Frist.

Man hat derartige Fälle, wie ich sie eben geschildert habe, als „idiopathische Oedeme" bezeichnet; ich halte diesen Namen aber für unzweckmässig, weil er mir geeignet erscheint, falsche Vorstellungen vom Wesen der Sache zu erwecken. Diese Fälle sind doch nichts Anderes als rein entzündliche Oedeme, die abgesehen von ihrer Aetiologie, genau auf demselben Standpunkt stehen wie jedes andere entzündliche Oedem. Ihre Eigenthümlichkeit besteht ja auch nicht darin, dass auf Grund von Entzündungsvorgängen ein Oedem zu Stande kommt, sondern nur darin, dass ein so geringfügiger Reiz, der den Patienten gar nicht oder erst nachträglich zum Bewusstsein kam, eine so heftige Reaction hervorzurufen im Stande ist. Dasselbe Missverhältniss zwischen der Energie des Reizes und der durch denselben hervorgerufenen Reaction kann man ja auch bei den früher schon erwähnten Formen des Larynxödems constatiren, die bei gewissen Personen durch sonst ganz harmlose Höllensteineinpinselungen hervorgerufen zu werden pflegen. Hier wie dort wird man mit Fug und Recht eine besondere Empfindlichkeit der Kehlkopfschleimhaut annehmen dürfen, aber man kann doch solche Oedeme kaum als „idiopathische" bezeichnen[1]).

Lues und Tuberculose sind ebenfalls im Stande, auf Grund von entzündlichen Vorgängen, welche dieselben im Larynx ausgelöst haben (Perichondritis, Ulcerationen) Oedeme hervorzurufen, und derselbe Effect kann ausgelöst werden, wenn eine entzündliche Erkrankung, die sich in irgend einem dem Larynx benachbarten Organ abspielt, auf diesen übergreift.

Es bleibt nun noch die eine Frage zu beantworten, welche Ordnung und Namengebung für das umfangreiche Material, das ich eben nach Kräften zu sichten gesucht habe, am zweckentsprechendsten sei, und da möchte ich glauben, dass man, wie ich früher schon auseinandergesetzt habe, am besten thut, wenn man den bisher so wahllos gebrauchten Namen „Larynxödem" nur für diejenigen Erkrankungen reservirt, welche man früher als „einfache und passive Oedeme" bezeichnet hat. Diese sind dadurch charakterisirt, dass bei ihnen jede active Erkrankung des Kehlkopfes fehlt, und dass das Larynxödem hier als eine Theil-

[1]) s. meine Besprechung idiopathischer Erkrankungen in B. Fraenkel's Arch. f. Laryngol. Bd. II. H. 1. 1894.

erscheinung mehr oder weniger allgemeiner hydropischer Ergüsse aufzufassen ist, die, eben weil sie in ihrer Entstehung von dem Ort, an dem sie sich finden, unabhängig sind, ihre seröse Natur durchgehends als constante Erscheinung bewahren.

In all' den Fällen aber, wo es sich um eine wirkliche entzündliche Localerkrankung des Kehlkopfs handelt, mag dieselbe infectiöser oder nicht infectiöser Natur sein, da hat sich das Oedem als ein so schwankendes Symptom erwiesen, dass es unzulässig wäre, dasselbe als Maassstab für irgend welche Eintheilung oder Namengebung zu verwenden. Dahingegen lässt sich die ganze Reihe der hierhergehörigen Affectionen zuvörderst einmal vom ätiologischen Standpunkt aus in die zwei eben schon angedeuteten Gruppen scheiden. Die eine umfasst alle diejenigen Erkrankungen, die ihre Entstehung einer acuten Infection verdanken und die demgemäss auch in ihrem klinischen Verhalten ganz dem Bilde einer acuten Infectionskrankheit entsprechen. In die zweite Gruppe gehören diejenigen Fälle, bei denen die Erkrankung durch Traumen, Erkältungen, constitutionelle Einflüsse und andere gleichwerthige ätiologische, entzündungserregende Momente, jedenfalls aber nicht durch acute Infectionen hervorgerufen wird: es weisen hier alle subjectiven und objectiven Erscheinungen in erster Reihe nur auf eine Affection des Kehlkopfes hin. Die Gefahren, die ja auch in diesen Fällen der Gesammtorganismus zu bestehen hat, haben nichts mehr mit dem Wesen der Erkrankung zu thun, sondern nur mit ihrer Localisation.

Beide Gruppen verhalten sich nun, wie wir das des früheren constatirt haben, in ihren pathologisch-anatomischen Verhältnissen ganz conform. Bei beiden hatten wir dieselben Krankheitsstadien in derselben Aufeinanderfolge zu beobachten Gelegenheit: Oedem, plastisches Infiltrat und eitrigen Zerfall des Gewebes. Jedes dieser drei Krankheitsstadien kann vollständig selbständig für sich in die Erscheinung treten, oder es können dieselben als Abstufungen ein und desselben pathologischen Prozesses sich der Reihe nach aus einander entwickeln. Jedenfalls aber liegt ihnen allen, welcher Aetiologie sie auch sein mögen, ein gemeinschaftliches Moment zu Grunde, und das ist die Entzündung des Kehlkopfgewebes, die Laryngitis. Dieser Factor ist nicht nur ein allen Krankheitsstadien gemeinschaftlicher, er ist auch wichtig genug, um bei der Ordnung und der Terminologie der ganzen Materie eine entscheidende Rolle zu spielen. Allerdings bedarf derselbe noch einer genaueren Präcision, die durch irgend eine Zusatzbestimmung geschaffen werden muss. Da giebt uns denn die Geschichte des Larynxödems drei Bezeichnungen an die Hand, durch welche frühere Autoren diesem Zwecke zu entsprechen versuchten. Der eine sprach von einer Laryngitis phlegmonosa, der zweite von einer Laryngitis infiltrata, der dritte von einer Laryngitis submucosa. Die ersten beiden Benennungen sind kaum zu empfehlen: denn wir sind nicht gewohnt ein rein seröses Transsudat, wie es sich bei dem ersten der drei in Betracht kommenden und unter einem Gesichtspunkte zusammenzufassenden Krankheitsbilder vorfindet, unter den Begriff der Phlegmone oder des Infiltrats zu subsumiren. So bleibt nur noch, da ich keinen besseren Namen ausfindig zu machen im Stande bin, die Bezeichnung „Laryngitis submucosa“ übrig. Allerdings müssen wir auch bei dieser einige Unzulänglichkeiten mit in den Kauf nehmen; denn einmal ist, wie wir gesehen haben, die Submucosa durchaus nicht immer allein erkrankt, und dann haben wir mancherlei Gründe kennen gelernt, welche dafür sprechen, dass ein serös entzündliches Transsudat unter Umständen auch auf Grund eines nur die Mucosa schädigenden Reizes zu Stande kommen kann. Diese Einwände, die man immerhin zu machen berechtigt ist, müssen aber in den Hintergrund treten gegenüber der Erwägung, dass all' die in Betracht kommenden Veränderungen, auf Grund deren wir überhaupt erst eine Diagnose zu stellen vermögen, ihren hauptsächlichen und vorwiegenden Sitz in der Submucosa haben. Diese unbestreitbare Thatsache dürfte, besonders wenn wir die vorher gemachten Einschränkungen im Auge behalten, meines Erachtens wohl genügen, um die Bezeichnung „Laryngitis submucosa“ zu rechtfertigen.

Es würde sich demnach folgendes Schema ergeben.

A. Laryngitis submucosa acuta

umfasst alle diejenigen Erkrankungen, bei denen die Submucosa den vorwiegenden Sitz der auf entzündlichen Vorgängen beruhenden Gewebsveränderungen bildet. Dieselben können sein:

1) acut infectiöser Natur, und sind dann aufzufassen als acute Infectionskrankheiten, bei denen das inficirende Virus den Larynx als Eingangspforte in den Organismus benutzt hat (primäre Erkrankung). Andererseits kann aber der Larynx auch im Verlauf einer bereits bestehenden Infectionskrankheit (Erysipel, Scarlatina, Typhus u. s. w.) von dem inficirenden Virus betroffen werden, und auch diese consecutiven Erkrankungen wären dann, so weit sie die Submucosa angehen, an dieser Stelle unterzubringen (secundäre Erkrankung).

Nach dem pathologisch-anatomischen Befund haben wir zu unterscheiden:

a) Stadium oedematosum. — Larynxerysipel.
b) Stadium plasticum } acut infectiöse
c) Stadium suppurativum } Phlegmone.

2) nicht infectöser Natur; als ätiologische Momente kommen in Betracht: Verbrennungen, Fremdkörper, Fracturen und Zerreissungen, Erkältung, gewisse Arzneimittel (?), Entzündungsvorgänge in der Nachbarschaft des Kehlkopfes und constitutionelle Erkrankungen (Lues und Tuberculose).

Nach dem pathologisch-anatomischen Befund haben wir zu unterscheiden wie vorhin:

a) Stadium oedematosum.
b) Stadium plasticum.
c) Stadium suppurativum.

B. Larynxödem

umfasst alle diejenigen Erkrankungen, bei denen das Oedem des Kehlkopfes einen Folgezustand anderweitiger, sei es localer, sei es allgemeiner Krankheitsprozesse darstellt. Jeder active Reizzustand des Kehlkopfes fehlt bei diesem Krankheitsbild. In ätiologischer Beziehung kommen hier in Betracht: Gefäss-, Herz- und Nierenleiden, venöse Stauungen, allgemeine Anämie und Hydrämie, angioneurotische Prozesse (?).

Zum Schluss noch ein Wort über diejenigen Veränderungen, welche sich geltend machen, wenn die eine oder die andere der vorher geschilderten Affectionen von dem acuten in ein chronisches Stadium tritt.

Beim chronischen Larynxödem erleidet die chemische Natur des Transsudates einige Veränderungen, die für unsere augenblickliche Betrachtung von keinem besonderen Interesse sind. Ausserdem werden bei längerer Dauer des Leidens die Wandungen der Gefässe allmählich schadhafter und durchlässiger, und eine grössere Anzahl weisser Blutkörperchen findet jetzt ihren Weg in das benachbarte Gewebe, das im Beginn der Erkrankung nur ein seröses Transsudat ohne jede Beimischung körperlicher Elemente aufzuweisen hatte (Eppinger S. 66). Eine Verwechslung mit entzündlichen Infiltrationsvorgängen ist auch in diesem Stadium nicht zu fürchten, da alle sonstigen local entzündlichen Erscheinungen fehlen.

Die submucöse Laryngitis kann nur so lange, als sie sich im ödematösen oder plastischen Stadium befindet, zu einem chronischen Leiden werden. Die Veranlassung hierzu ist gegebenen Falles entweder in constitutionellen Ursachen oder in einer unzweckmässigen Lebensführung des Patienten zu suchen, durch welche die Ausheilung einer bestehenden Erkrankung verhindert wird. In solchen Fällen pflegt das kleinzellige Infiltrationsmaterial, das schliesslich selbst die tiefen Muskelschichten in dichten Zügen durchsetzt, sich ganz allmählich zu assimiliren und mehr oder weniger hochgradige hyperplastische Zustände hervorzurufen.

Literatur.

1. Aegineta (Paulus von Aegina), Ἐπιτομῆς ἰατρικῆς βίβλια ἑπτά. Venetia 1528.
2. Aetius ex veteribus medicinae tetra biblos. Basiliae 1542.
3. Albers, Pathologie und Therapie der Kehlkopfkrankheiten. Leipzig 1829.
4. Aretaeus-Cappadokus, De causis et signis morborum acutis. Typograph. Clarendonian 1723. Lib. I. Cap. VII. p. 5—6.
5. Aussandon, Angine oedémateuse etc. (Lancette francaise. 1832.)
6. Avellis, Bemerkungen über das acute primäre Larynxödem. 1892. Wiener med. Woehenschrift. No. 46—48.

7. Backenhöhler, G., Ein Beitrag zur Lehre von der phlegmonösen Entzündung des Kehlkopfes. Inaug. Dissert. Göttingen 1882.
8. Baillie, Communicated a case of cynanche laryngea, succesfully treated by Watson Roberts. med. chir. Transact. Vol. VI. 1815.
9. Baillie, Communicated a case of cynanche laryngea, treated by Dr. Arnold of Stamford. med. chir. Transact. Vol. X. 1818.
10. Baillie Mathew, Cases of cynanche laryngea. Transact. of a society for improvement of medical Knowledge. Vol. III.
11. Bandler, Der idiopathische Kehlkopfabscess. Prag. med. Wochenschrift, 1887. No. 34.
12. Bandler, Zur Kenntniss des acuten Larynxödems. Prag. med Wochenschrift. 1888. No. 19.
13. Bard, Angine laryngée oedémateuse chez une jeune fille. Arch. gen. de méd. 1824.
14. Barling, Gilbert, Notes on Tracheotomy, Birmingham med. review octobre, 1884.
15. Barret, Recovery after tracheotomy from scald of the glottis. Brit. med. journ. 1870. p. 410.
16. Barthez, Oedème de la glotte survenu au cours d'une coqueluche. gaz. des hôp. No. 32. 1869.
17. Bartlett, The history, diagnosis and treatment of oedematous laryngitis. London. 1850.
18. Baruch, M. P., Acute infectiöse Phlegmone des Pharynx. Berl. klin. Wochenchrift. 1888. No. 13. p. 256.
19. de Bary, Casuistische Beiträge zur Symptomatologie der Nephritis. Archiv für Kinderheilkunde. 1886. VIII. S. 96.
20. Baumbach, Lehrbuch der pathologischen Mykologie. Braunschweig. 1890.
21. Bayle, Dictionnaire des sciences medic. Paris. 1817. Tom. XVIII. p. 505. article: Glotte.
22. Bayle, Mémoire sur l'oedéme de la glotte. Nouveau journal de médicine, janvier. 1819.
23. Bendz, J. C., Ueber Glottisödem und die ödematöse oder submucöse Glottisentzündung im Allgemeinen. Hospital's Meddelser I. 1853.
24. Benivieni, Antonio, De abditor. morbor. causis, cap. XXXVIII.
25. Benoit, Quelques considérations sur l'oedème de la glotte. Journal de la Soc. de med. prat. de Montpellier. 1884.
26. v. Bergmann, A., Ueber primäres Larynxerysipel. Petersburger med. Wochenschrift. 1887. XII. No. 49. 50.
27. Béringier, Lupus érythémateux du nez, de la muqueuse laryngée, oedème de la glotte. Ann. des mal. de l'oreille et du lar. 1878.
28. Beruidel, Oedème de la glotte. Gaz. med. de Paris.
29. Bichat, Traité d'anatomie descriptive. Paris 1802 t II. p. 399. 404.
30. Billroth, Die allgemeine chirurgische Pathologie und Therapie, bearb. von Winiwarter. Berlin. 1883.

31. Billroth und Ehrlich, Archiv für klinische Chirurgie. Bd. XX.

32. Biondi, Der Streptococcus von Fehleisen bei Larynxerysipel. La riformia medica. 1886. No. 8. p. 132. Ref. in Deutsche med. Wochenschrift. 1886. No. 8.

33. Biondi, Die pathogenen Mikroorganismen des Erysipels. Zeitschrift für Hyg. II2. 1887. p. 194—238. Bresl. ärztl. Zeitschrift IX. 18. 1887. Ref. in Schmidt's Jahrbüchern. 1888. Bd. 217.

34. Bisiadecki, Sitzungsber. der k. k. Acad. d. Wissensch. zu Wien. 1867. II. p. 231.

35. Böcker, A., Ein Fall von gangränöser Phlegmone des Larynx. Deutsche med. Wochenschrift. 1884. No. 24. p. 444.

36. Boelt, Oedème ambulant non inflamatoire etc. Rec. de Mém. de med. milit. 1870.

37. Boerhaave, Herrmannus, Aphorismi de cognoscendis et curandis morbis. Frankforti ad Moenum. 1710.

38. Bouchard, Angine laryngée oedém. Trach. guerison. Bullet. gén. thérap. 1869.

39. Bouillaud, M. J., Recherches et observations pour servoir à l'histoire de l'angine laryngée oedémateuse. Arch. gén. de med. 1825. Tom. VII. p. 174.

40. Bouillaud, M. J., Journal complémentaire de dictionn. des sciences medic. Tom. 21.

41. Bresgen, M., Krankheits- und Behandlungslehre des Kehlkopfes etc. Wien und Leipzig. 1891.

42. Bricheteau, Nouvelles recherches sur la maladie appelée ang. aqueuse, ang. lar. oed. Archiv. gén. d. méd. 1841.

43. Brown Bedford, Erysipelas of the pharynx and larynx epidemie and sporadic. Journ. of the Am. med. assoc. 1887 Juli.

44. Buck, Gordon, Du traitement de l'angine laryngée oedémateuse par les scarifications de la glotte et de l'épiglotte. Rev. méd. chir. tom. VIII. p. 281. 1850.

45. Bucquoy, Laryngite tub. et syphilitique. Gaz. de hôp. 20 et 29 Avril 1875.

46. Budd, The Lancet t I. 1847. No. 12. p. 213.

47. Burgrave, Observation d'oedème de la glotte. Ann. et bull. de la soc. de méd. de Gand, sep. et oct. 1858.

48. Burow, Laryngolog. Mittheilungen etc. Arch. für klin. Chirurgie. 1875. 18 B. 5. 228.

49. Burow, Tracheotomie bei acutem Glottisödem. Arch. f. klin. Chir. 1875.

50. Caelius Aurelianus, De acutis morbis libri III. Lugduni 1561.

51. Capitau, Guérison d'une laryngite oedémateuse par l'iodure de l'éthyle. Ann. des mal. de l'or. et du lar. 1878.

52. Cardone, F., Osservazioni cliniche e bacteriologiche sulla erisipela primitiva della faringe. Estratto del Giornale internationale della scienze mediche ref. Schmidt's Jahrbücher. 1880. B. 220, p. 25.

53. Celsus Cornelius, De medicina libri IV. Florentino 1475.
54. Chalvet, Lyon. méd. 1870.
55. Cheine, The pathology of the membrane of the Larynx and Bronchia. Edinburg 1809.
56. Chiari, O., Ueber die Localisation der Angina phlegmonosa. Wien. klin. Wochenschrift. 1889. No. 43.
57. Corley, Scald of the glottis. Dubl. journ. of med. sc., oct. 1875.
58. Cornil, Archiv général de med. 1862. Vol. XIX. p. 257. 443.
59. Costallat, Observation d'oedème de la glotte. Journal hebdom. de med. 1829.
60. Croockshank, On the question of the identity of Streptococcus pyogen. with Streptococc. erysipelatos. VII. internat. Congr. für Hygiene. London 1891.
61. Cruveilhier, J., Anatomie pathologique du corps humain. Paris 1829–35. Tome I, Ve livraison p. 5—6 planche II.
62. Cruveilhier, J., Traité d'anatomie pathologique. Paris 1852.
63. Cullingworth, Brit. med. journ. 8. Nov. 1873. p. 639.
64. Dalmas: Angine pharyngo-laryngienne, tracheotomie, mort neuf jours après l'operation. Journ. hebd. de med. Fevrier 1829 p. 384.
65. Dangers, W. Ch., De anginae malignae aetiologia etc. Inaug. Diss. Göttingen. 1792.
66. Darlue, Journ. de med. et de Pharmac. Juli 1757.
67. Davis, St. Louis Courier of med. 1887.
68. Davy, Herpès du larynx, Thèse. Paris. 1882.
69. Delavan Bryson, Erysipelas of the larynx and pharynx, VII. Congress der amerik. laryngol. Gesellsch. ref. internat. Centralbl. für Laryngol. 1885. p. 284.
70. Desault, Chirurgischer Nachlass, herausgegeben und übersetzt von X. Buchat, Göttingen.
71. Desbourges, Essai sur l'angine laryngée oedémateuse. Thèse de Montpellier. 1818.
72. Descouts, Contribution à l'étude du cancer primitif du larynx. Thèse. Paris. 1876.
73. Desprès, Cancer primitif du larynx. Thèse. Paris. 1882.
74. Döhring, Beitrag zur Kenntniss der Oedema glottidis. Henle's und Pfeufer's Zeitschrift f. rat. Med. III. Reihe. Bd. II. p. 237. 1858.
75. Doleris, Recherches sur les tuberculoses de larynx. Archiv de physiol. 1877.
76. Doussin, Oedème de la glotte. Thèse. Paris. 1876.
77. Dublev, 2 Fälle von acuter infectiöser Phlegmone des Pharynx. Virchow's Arch. 1891. Bd. 126. Heft 3. p. 438.
78. Dubreuil, Réflections sur l'angine laryngée oedemateuse aigue. Mem. des hôp. du midi, t. I. 1829. p. 28.
79. Ducau, De formes cliniques de la tuberculose laryngée. Thèse de Bordeaux. 1883.

80. Duval, Oedème de la glotte. Gaz. des hôp. 1854.
81. Ecorchat, De l'oedème de la glotte. Thèse. Paris. 1858.
82. v. Eiselsberg, Nachweis von Erysipelcoccen in der Luft chirurg. Krankenzimmer. Arch. für klin. Chirurgie. 1887. Bd. 35, p. 1.
83. Emmet, On oedema glottidis resulting from typhus fever. Am. journal of the med. sc., juillet. 1856.
84. Eppinger, Pathol. Anatomie des Larynx. Klebs, Handbuch der pathol. Anatomie. II. 1.
85. Fasano, Due note voli casi di erisipela laryngea primaria. Bolletino delle malattie dell' orechio. 1886. No. 5.
86. Fauvel, Ch., Aphonie albuminurique. Actes du congrès de Rouen. 1863.
87. Fauvel, Ch.,, Traité des mal. du larynx. 1er vol. Paris. 1876.
88. Fehleisen, Die Aetiologie des Erysipels. Berlin. 1883.
89. Felsenthal, Beiträge zur Aetiologie und Therapie des Erysipels und Erysipeloids. Arch. f. Kinderheilkunde. Bd. XVI.
90. Jenwick, Lancet. 1875. No. 13.
91. Jernel, Pathol. libr. V. Cap. IX.
92. Féréol (second), Oedème de la glotte survenu dans le cours d'une fièvre typhoide. Bull. soc. an. 1858.
93. Fieber, Zur Behandlung des circumscripten Kehlkopfsödem. Wochenblatt d. Gesellschaft der Wiener Aerzte. 1870. No. 51.
94. Fingham, Oedema glottidis from drinking boiling water Med. Times and Gaz. 1876.
95. Fischer, Die Krankheiten des Halses. Pitha und Billroth's Handb. III. 1871.
96. Fleury, Des causes, de la nature et du traitement de l'angine lar. oedémateuse. Journal de med. t. II. 1844. p. 12.
97. Fraenkel, B., Präparat. von Laryngitis phlegmonosa. Deutsch. med. Wochenschrift. 1889. No. 29. p. 591.
98. Fraenkel, B., Oedem des Kehlkopfseinganges. Verhandl. d. Berl. med. Gesellschaft. 1887. p. 79—84.
99. Fraenkel, C., Baumgarten's Jahrb. über Fortschr. in der Lehre von d. patholog. Microorgan. B. V. p. 44.
100. Fränkel, F., Zur Lehre von der Identität des Streptococcus pyogenes und erysipalat. Centralbl. f. Bacteriol. Bd. VI. 1889. p. 691.
101. Fraenkel und Simmond's, Zeitschr. f. Hygiene. 1887. Bd. II.
102. Frank, Würtemberg. med. Corresp. Blatt 1867.
103. Friedreich, Krankheiten des Kehlkopfes etc. Virchow's Handbuch d. spec. Path. u. Ther. Bd. V.
104. Galenus Claudius, De affectorum locorum notitia libri VI Guilielmo Copo. Basel. 1528. Lib. IV. Cap. V, VII, VIII.
105. Ganghofer, Chronischer Larynx-Abscess. Prager med. Wochenschr. 1883. Nr. 49 u. 50.
106. Garel, Annal. de malad. de l'or etc. 1891. p. 453.

107. Gauché, Erysipèle de la face, du pharynx, du cou, du larynx; laryng. glottique et sous-glottique. Progrès medical 1878.

108. Gellé, Laryngite oedémateuse etc., guerison par la glace. Revue med. belge 1878.

109. Gerhardt, C., Ueber Rothlauf des Rachens. Charité-Annalen XII. 1887, p. 208.

110. Gerling, Ueber d. Erysipel des Kehlkopfs. Med. Monatsschrift. New-York 1890. No. 1.

111. Germonig, Ueber primäre infectiöse Phlegmone am Larynx. Wiener kl. Wochenschr. 1888. No. 36.

112. Gibb, Diseases of the throat and windpipe t. II. p. 211. 1864.

113. Gibb, Inflammatory oedema of the larynx entirely confined to subglottic region with in the ring of the cricoïd cartilage. Lancet, 4 sept. 1869.

114. Gintrac, Etude sur les effets thérapeutiques du tartre stibié à haute dose. 1851.

115. Glasgow, C. W., Journ. americ. Med. Association. 1889.

116. Goin, Contribution à l'étude de la laryngite phlegmoneuse aiguë. Thèse. Paris 1882.

117. Gottstein, Ueber Kehlkopfabscess. Berl. klin. Woch. 1866. No. 44.

118. Gougenheim, Oedème de la glotte. Gaz. hebdomadaire de médicine et de chirurgie. 1878. No. 30 et 46.

119. Gougenheim, De l'oedème des replis ary-epiglottiques dans les maladies chroniques du larynx. Gaz. des hôp. 1883. p. 580.

120. Gougenheim, Trois faits d'oedème de la glotte. Ann. des mal. de l'or. etc. 1883.

121. Gougenheim, De l'oedème laryngée dans la tuberculose du larynx. Ann. des mal. de l'or. etc. 1884 sept. No. 4.

122. Gougenheim, Du traitement local de la tuberculose laryngienne. Bullet. génér. de thérapeut. No. 10, 30. Mai 1885.

123. Gougenheim und Balzer, Contribution à l'analyse path. de la tuberculose lar. etc. Arch. de physiolgie. 1882. No. 6.

124. Green, On the surgical treatment of polipi of the larynx and oedema of the glottis. New-York 1852.

125. Grégoire Louis, Contribution à l'étude de la trachéotomie chez les tuberculeux. Thèse de Paris, 1884.

126. Grisolle, Traité de l'angine laryngée oedémateuse. Paris 1852.

127. Guersant et Blache, Art. Larynx. Dict. de med. en 30 volumes.

128. Hager, W, Zur Kenntniss der acuten infectiösen Phlegmone des Pharynx. Berl. klin. Wochenschrift. 1888. No. 12. p. 235.

129. Hajek M., Ueber das ätiologische Verhältniss des Erysipels zur Phlegmone. Med. Jahrb. der K. K. Gesellschaft der Aerzte zu Wien. 1887. p. 327.

130. Hall, Erysipelas of the pharynx and larynx. Brit. med. Journ. 1892. 72. Febr.

131. Hanat, Oedème de la glotte. Arch. de med. avril 1885.
132. Hardy, Odème de la glotte à la suite d'une fièvre typhoide. Bullet. soc. anat. 13me année.
133. Hartmann, H., Ueber die Aetiologie von Erysipel und Puerperalfieber. Arch. f. Hyg. 1887. VII. 2. H.
134. Hasse, Anatom. Beschreibung der Krankheiten der Circulations- und Respirationsorgane. Leipzig 1844.
135. Hayden, Dub. journ. med. sc., mars. 1874. p. 487.
136. Hebra, Virchow's Handbuch der spec. Pathol. und Therap. 1860. Bd. III. p. 235.
137. Hell, Vergleichende Untersuchungen über die Brustseuchekokken und den Streptococcen des Eiters und des Erysipels. Zeitschr. f. Vetrinärkunde. 1890. II. No. 3.
138. Herding, De glottidis oedemate. Inaug. Dissert. Berlin 1852.
139. Herls M. Cornelius, Examen chirurgiae oder Wund-Artzney, in Frag und Antwort zusammengetragen. Nürnberg 1676. Joh. Hoffmann.
140. Herzfeld, Beitrag zur Lehre des primären Larynx-Erysipels. Virchow's Archiv. 1893. B. 133. p. 176.
141. Heryng, Rétrecissement du larynx. Ann. des mal. de l'or et du lar. 1882.
142. Heryng, Necrotische Phlegmone des Kehlkopfs und ihre Beziehungen zur erysipelatösen Angina. Thèse de Paris. 1888.
143. Hippocrates, Werke, übersetzt von Grimm, red. Lilienheim, Glogau. 1837. De morbis lib. III.
144. Hoefer, De glottidis oedemate. Inaug. Dissert. Berlin 1854.
145. Hoffa, Fortschritte der Med. 1886. IV. Bd.
146. Hoffmann, Ueber Oedema glottidis. Berlin 1873.
147. Huchard, Oedème de la glotte consecutif à l'administration therapeutique d'jodure de potassium chez un tabetique. Revue de therap. méd. chir. juin 1885.
148. Hughes, Laryngotomy in oedema of the glottis. The med. Press and lire. 1872, 8 may.
149. Jaeschke, Petersburger med. Zeitschrift. 1867.
150. Jaccoud, Traité de pathologie interne, 7me éd. Paris 1883.
151. Jacobi, Oedème de la glotte. Amer. Journ. of obstetric. 1869. p. 159.
152. Jessup, R., B., A case of oedema glottidis from syphilitic ulcer of the larynx. Tracheotomy. New-York med. journ. mai 17, 1884. Vol. XXXIX. No. 20.
153. Jones, W. J., Sudden death from oedema of the glottis. Philad. med. Times 1885. 3. Oct.
154. Jordan, Die Aetiologie des Erysipels. Brunn's Beiträge zur Chir. Bd. VII. p. 673 und Langenbeck's Arch. f. klin. Chirurgie. 1892. p. 325.

155. Isambert, Tuberculose militaire de l'épigl. An. des mal. de l'or etc. 1876.
156. Isambert, Cancer laryngée. An. des mal. de l'or etc. 1876. Conférences cliniques sur les maladies du larynx et des premières voies. Paris 1877.
157. Jürgensmayer, F., Zur Pathologie der submucösen Larynxerkrankungen. Berl. klin. Wochenschrift. 1889. No. 11. p. 225.
158. Jurasz, A., Die Krankheiten der obern Luftwege. Heidelberg 1891.
159. Jurasz, A., Ueber primäre eitrige Perichondritis des Kehlkopfes. Verhandlungen der naturw. med. Vereinigung zu Heidelberg. IV. Bd. 3. Heft.
160. Katterfeld, Tonsillarabscess, Glottisödem. Deutsche med. Wochenschrift. 1886. No. 28.
161. Khrishaber und Peter, Dictionn. encycl. des sc. méd. Paris 1838. Art. Laryngitis.
162. Khrishaber, Sur le cancer du larynx. An. des mal. de l'or. etc. 1879.
163. Kirchner, M., Zur Lehre der Identität des Streptococcus pyogenes und des Streptococcus erysipelates. Centralblatt für Bacteriologie. 1892. Bd. XI. p. 749.
164. Kobert, R., Lehrbuch der Intoxicationen. Stuttgart 1893. p. 372.
165. Koch, Mittheil. aus d. kaiserl. Gesundheitsamte. 1. Bd. Berlin 1884.
166. Koch, P., Contribution à l'étude du laryngo-typhus. Rev. mens. de lar. 1885 fév.
167. Körte, W., Berl. klin. Wochenschrift. 1881. No. 55.
168. Kraicz, Observation d'oedème aigu. Monatsschrift für Ohrenheilkunde. 1883. No. 5.
169. Kraicz, Zur Casuistik des acuten Kehlkopfödems. Wiener med. Wochenschrift. 1888. No. 22.
170. Kramer, De oedemate glottidis. Inaug. Dissert. Berlin 1830.
171. Lacaussade, Abcès du larynx. Gaz. des hôp. oct. 1866.
172. Lafont et Isambert, Cancer intriusèque du larynx. Annales des mal. de l'or. et du lar. 1876. p. 78.
173. Laillier, De l'oedème du larynx. Thèse de Paris. 1848.
174. Lalande, Labadie de, Oedème de la glotte. Annales de la société anat. chir. de Bruges. 1860.
175. Landgraf, Ueber primäre infectiöse Phlegmone des Pharynx. Berl. klin. Wochenschrift. 1888. No. 6. p. 97.
176. Lafranc aus Mailand, Chirurg. major. doct. tract. III. cap. V.
177. Langerhans, R., Patholog. Anatomie. Berlin 1891. S. Karger.
178. de Lassiauve, De l'angine laryngée oedemateuse. Paris 1845.
179. Latouche, Phthisie laryngée, oedème de la glotte, tracheotomie guérison. Rev. de clin. méd. chir. 1884. No. 1.
180. Lavallée, Morel, Laryngite tuberculeuse primitive. Oedème chronique de la glotte. Franc. méd. nov. 1884.

181. Laverau, Un cas d'oedème de la glotte. Gaz. des Hôp. 20 juin 1876. p. 565.
182. Lawrence, Med. chir. Transact. 1815. Vol. VI.
183. Lefferts: Six cases of acute oedema of the glottis. New-York med. journ. 1877. p. 198.
184. Legroux, Journal de con. méd. chir. 1839.
185. Lewin, Allgemeine medicinische Zeitung. October 1861.
186. Lietaud, Historia anatom. med. Paris 1867.
187. v. Lingelsheim, Beitrag zur Streptococcenfrage. Zeitschrift f. Hyg. 1892. XII. H. 3.
188. Lisfranc, Mémoire sur l'angine laryngée oedémateuse. Journal génerale de médec. 1823 B. 83 et 1827 B. 98.
189. Liwingston, Laryngitis exsudativa. Amer. Journ. of med. sc. 1867.
190. Locher, H., Aretaeus aux Cappadocien. Zürich 1847 p. 133ff.
191. Löwe, G., De oedemate glottidis. Inaug.-Dissert. Halle 1839.
192. Loimann, Wiener medic. Presse. 1888. 21.
193. Lowitsch, J., De laryngitide oedematosa. Inaug.-Diss. Berlin 1854.
194. Luca, Gennaro de, Ein merkwürdiger Fall von Lungenrose. Prag. med. Wochenschrift. 1886. No. 10.
195. Lukowski, Untersuchungen über Erysipel. Virchow's Arch. 1874. Bd. LX.
196. Lunin, Ein Fall von Larynxerysipel. Petersburg. med. Wochenschrift. 1889. No. 40.
197. Lüning, Die Laryngo- und Tracheostenosen im Verlauf des Abdominaltyphus etc. Langenbeck's Arch. Bd. XXX. Heft 2. p. 225. Heft 3. p. 523.
198. Luschka, Der Kehlkopf der Menschen, Tübingen 1871.
199. Macewen, Oedème de la glotte consécutive à une brûlure. Brit. med. journ. 28 Octb. 1878.
200. Mackenzie, Morel, Krankheiten des Halses und der Nase. Berlin. 1880.
201. Mackerm, G., 3 Fälle von Larynxödem. The Lancet 1887 Mai.
202. Mackinson, Frank, J., Laryngotomy with recovery. Edinburgh med. journ. mars 1884.
203. Maisonnave, De la trachéotomie dans l'oedème de la glotte. These de Paris 1874.
204. Mandl, De la laryngite oedémateuse chronique. Gaz. des hôp. 1862. No. 69.
205. Marboux, Reflexions sur l'étiologie et la symptomatologie de l'oedème de la glotte. Rec. de méd. mil. 1875.
206. Marelle, Cancer du larynx. Thèse de Paris. 1878.
207. Marmisse, Oedème de la glotte, tracheotomie in extremis. Rev. mens. de lar. 1880. p. 95.
208. Martell, Syphilis du larynx. Thèse de Paris 1876.

209. Massei, Considerazioni a proposito di un interessante caso di edema laryngeo. Lo Sperimentale. sept. 1875.

210. Massei, Ueber das primäre Erysipel des Kehlkopfs, übersetzt von Meyer. Berlin 1886, Hirchwald.

211. Massei, Verhandlungen des X. internationalen med. Congresses zu Berlin 1890. Bd. IV. 12. Abth. p. 173.

212. Massei, Pathologie und Therapie des Kehlkopfs, übersetzt von E. Fink. Leipzig 1893.

213. Menigan, Erysipel of the larynx; intubation, laryngotomy. New-York med. Record. October 1888.

214. Merkl, Laryngitis oedematosa. Bayr. ärztl. Intelligenzblatt, 1865.

215. Merklen, Abscès aigu rétro-pharyngien, oedème de la glotte et dysphagie, mort. Fr. med. 18 févr. 1880.

216. Merklen, Oedème aigu de la glotte. Franc. med. 16 juin 1883.

217. Michel, Carl, Selbständiges acut entzündliches Oedem der vordern Kehldeckelfläche. Centralblatt für med. Wissenschaften. 1878. No. 2. p. 19.

218. Michel, Carl, Die Behandlung der Krankheiten der Mundrachenhöhle und des Kehlkopfes. Leipzig 1880.

219. Middeldorpf und Textor, Ueber den Luftröhrenschnitt. Verhandlung der physik. med. Gesellschaft zu Würzbnrg. 1852.

220. Miller, Mémoire sur la laryngité purulente. Thèse de Paris 1832.

221. Morgagni, De sedibus et causis morborum. Ex typograph. Rumandiana. Venetiis 1761.

222. Mossny, Sur un cas de bronchopneumonie erysipelat. sans erysip. externe. La semaine med. 1890. No. 7.

223. Moure, De la syphilis et de la phthisie laryngée. Thèse de Paris, 1879.

224. Munch, Wiener med. Wochenschrift, 1866. No. 8. u. 9.

225. Murphy, Oedema of the glottis. Brit. med. journ. 1876.

226. Newmann, Laryngite aiguë, oedème de la glotte. Australian med. journ. 15 avril 1884.

227. von Norden, Münch. med. Wochenschrift. 1887. No. 2.

228. Obédénare, Tracheotomie dans l'oedème de la glotte. Thèse de Paris, 1866.

229. Obtulowicz, Ein Beitrag zu Senators acut infect. Phlegmone des Pharynx. Przegel. lekarska 1888. ref. intern. Centralbl. für Laryng. 1888/89 No. 5. p. 212.

230. Oyston, A. Ueber Abscesse. Arch. f. klin. Chirurgie. 1880. Bd. 25.

231. Parry, Abcess of the larynx in young children. Phil. med. Times III. 25, 1873.

232. Partridge, Traumatic oedema of the larynx. The Lancet 1864, v. II, p. 639.

233. Passet, Untersuchungen über d. Aetiologie der eitrigen Plegmone des Menchen. Berlin 1885.

234. Passot, Oedème de la glotte etc. Lyon. méd. 1873.

235. Pawlowsky, Ueber den Microorgan. des Erysipels. Berliner klin. Wochenschrift. 1888. p. 255.

236. Pedell, Vorstellung eines Falles von Larynxstenose. Deutsch. med. Wochenschr. 1844. No. 11. p. 170.

237. Pelan, Etude clinique sur la phthisie laryngée. Thèse de Paris 1878.

238. Peltesohn, J., Ueber Larynxödem. Berl. klin. Wochenschr. 1889. No. 43. 44.

239. Pfleger, L., Beobachtungsstudien über die Verbreitungswege des Erysipel. migr. Langenbeck's Archiv. 1872. Bd. 14. p. 532.

240. Pitha, Ueber Oedema glottidis. Prag. Vierteljahrsschr. 1857. Bd. II. p. 49.

241. Polden, Oedema glottidis, tracheotomy. Indian. med. gazette. juillet 1884.

242. Porter, William, Henry, Observations on the surgical pathology of the larynx and trachea. Edinburg, 1826.

243. Porter, William, Henry, Case of laryngitis; tracheotomy, recovery. Brit. med. journ. 1875.

244. Potain, Laryngite sus-glottique. Gaz. des hôp. 1880.

245. Potain, Corps étrang. du lar.; oedème de la glotte consécutif. Gaz. des. hôp. 5 juillet 1881.

246. Rabère, Oedème de la glotte aigu et primitif chez un homme de 62 ans, mort. Journ. de méd. de Bordeaux, 24 juin 1883.

247. Radcliffe, Sevère erysipelas of head and face, producing oedema of the larynx; tracheotomy; succesfull result. The Lancet t. I. p. 536. 1835.

248. Ramanat, Bulletin Soc. anat. 1881.

249. Rauchfuss, Ueber Cauterisation und Incision im Kehlkopfe. Petersburg. med. Zeitschrift. 1861.

250. Rauchfuss, Krankheiten d. Kehlkopfes. Gerhardt's Handb. der Kinderkrankh. Bd. III. p. 782. 1878.

251. Raynaud, Sur un cas de mort subite survenue dans le cours d'un oedème de la glotte à la suite de l'ingestion d'une petite quantité d'eau sédative. Un. méd. 1870.

252. Reeb, De l'oedème de la glotte. Thèse de Strassbourg. 1848.

253. Reynaud, Oedème de la glotte, tracheotomie, guerison. Loire medic. 1848.

254. Rheiner, G., Beiträge zur pathol. Anatomie des Erysipels bei Gelegenheit der Typhusepidemie. Zürich 1884. Virchow's Arch. 1885, Bd. 100, p. 185.

255. Riehl, Ueber das acute circumscripte Oedem. Wiener med. Presse 1888. No. 11—13.

256. Robillier, Deux observations sur l'angine laryngée oedémateuse. Journ. génér. de méd. 1821. tom. 74. p. 1.

257. Rodrigues à Fonseca, Consult. med. t. I. cons. XX.

258. Roemer, J. J., De oedemate glottidis. Inaug. Dissert. Bonn 1851.
259. Rosenbach, Microorganismen bei den Wundinfectionskrankheiten des Menschen. Wiesbaden 1884.
260. Ross, Oedema glottidis in a child of three years from the inhalation of steam etc. Med. Press. and circ. 1868.
261. Rühle, Kehlkopfkrankheiten. Berlin 1861. Hirschwald.
262. Russel, On subglottic oedema of the larynx. Glasgow med. journ. 1871. p. 209.
263. Ryland, A. treatise on the diseases and injuries of the Larynx and Trachea. London 1837.
264. Salomone, Salvatore, Rivista clinica di Bologna. 1876.
265. Samter, O., Ueber primäres Kehlkopferysipel. Deutsch. med. Wochenschrift. 1892. No. 34.
266. Schaeffer, Max, Aus der Praxis I. IV. Deutsch. med. Wochenschrift. 1883. No. 2. p. 16.
267. Schäffer, Max, Pharyngitis acut. infect. phlegmonos. Monatsschrift für Ohrenheilkunde. 1892. No. 7. p. 197.
268. Schartmann, Auf den Rachen beschränktes Oedem bei Albuminurie bedingt durch Bleivergiftung. Rückfall mit Glottisödem. Arch. génér. de méd. 1885. p. 472.
269. Scheef, Abcessus cartilag. arytaen. dextrae. Anzeigen der k. k. Gesellschft der Wiener Aerzte. 1872. No. 14.
270. Schnitzler, Bericht über die allgem. Poliklinik. Wiener med. Presse. 1873. p. 247.
271. Schmidt, H., Circumscriptes entzündliches Oedem der Epiglottis. Inaug. Dissert. Greifswald 1889.
272. Schrötter, Vorlesungen über d. Krankheiten d. Kehlkopfes. Wien und Leipzig, Braumüller 1893.
273. Schumann, De oedemate glottidis. Inaug. Dissert. Berlin 1851.
274. Schwartze, Oedème de la glotte consecutif à une adénite suppurée cerivicale. Soc. clin. 10 février 1881.
275. Schweig, Observation du laryngite oedémateuse. Arch. of laryng. 1883 No. 1.
276. Seissel, M. Louis Benoît Finaz de, Quelques observations chirurgicals recueillies à l'Hôtel-Dieu de Lyon. Thèse de Paris 1813. No. 78.
277. Semon, Two cases of congenital syphilis of the larynx. Trans. of the pathol. Soc. vol. XXXI.
278. Semon, The treatment of acute and of chronic catarrhal laryngitis in adults. Brit. méd. journ. janvier 1880.
279. Semon, On some rare manifestation of syphilis in trachea. The Lancet, 1882.
280. Semon, Insolated oedema of the vocal cords. St. Thomas's hospital reports, 1885.
281. Semon, Ref. d. Schrötter'schen Lehrbuches. internat. Centralblatt für Lar. 1893/94. B. X. No. 1.

282. Senator, Ueber acute infectiöse Phlegmone des Pharynx. Verhandl. d. Berl. med. Gesellsch. 1888. Thl. I. p. 15. Th. II. p. 11.
283. Sestier, Traité de l'angine laryngée oedémateuse. Paris 1852. J. B. Baillière.
284. Sestier, De la bronchotomie dans le cas d'angine laryngée oedemat. Arch. gén. de méd. t. XXIII et XXIV 1850.
285. Sestier, Sur le rôle de l'oedème intralaryngé et de l'oedème de l'arrièrebouche dans le cas d'angine laryngée oedémateuse. Arch. génér. de méd. 1850 t. XXIV. p. 477.
286. Simgan, Syphilis tertiaire de larynx. Thèse de Paris. 1878.
287. Smith, And., Abscess d. Lig. ary-epiglott. Arch. of. med. New-York, vol. I. No. 2. p. 220.
288. Solis-Cohen, Diseases of the throat and rose. Philad. 1880.
289. Sota, Ramon de la, Caractères cliniques qui distinguent la lèpre, le lupus et la cancer de la gorge. Rev. mens. de laryng. 1882.
290. Spillmann, Complication laryngée de la fièvre typhoide. Rev. méd. de l'Est. No. 2 et 3. 1880.
291. Stephenson, On abcess of the larynx simulating croup. Edinb. méd. journ. 1873. p. 312.
292. Stoerck, C., Wiener med. Halle 1864. No. 48 und Zeitschrift der k. k. Gesellschaft d. Wiener Aerzte. 1866. No. 37. 38.
293. Stoerck, Klinik der Krankheiten des Larynx. 1880.
294. Strübing, Ueber acutes, angioneurotisches Oedem. Zeitschr. für kl. Med. 1885. IX, p. 381.
295. Strübing, Ueber angioneurotisches Larynxödem. Monatsschr. für Ohrenheilk. 1866. No. 10. p. 314.
296. van Swieten, Gerard, Commentaria in Boerhaave. Aphorismos de cognoscendis et curandis morbis. Lugduni Batavorum 1759. Ed. III.
297. Szafkowski, Quelques mots sur l'angine l'aryngée oedèmateuse· Gaz. méd. de Montpellier. 1844 p. 81 et 151.
298. Thornton, A case of acute oedema of the larynx. The Lancet 1876.
299. Thuillier, M., Essai sur l'angine laryngée oedémateuse. Thèse de Paris 1815, le 25 mars.
300. Tillmanns, Erysipel. Deutsche Chirurgie, Bd. V. 1880.
301. Tobold, Larynxabscess. Berl. klin. Wochenschrift. 1864. No. 4.
302. Tobold, Laryngoscopie und Kehlkopfkrankheiten. Berlin 1878.
303. Tobold, Larynxödem. Eulenbg. Real-Encyclopädie. II. Aufl.
304. Trallianus, (Alexander von Tralles) Βίβλια ἰατρικά δυοκαίδεκα.
305. Trousseau, Clinique de l'hôtel-Dieu. Paris 1873.
306. Trousseau, Oedème de la glotte. Clinique méd. Vol. III.
307. Trousseau et Belloc, Des rapports de l'angine laryngée oedémateuse avec la phthise laryngée. Journ. descon. méd. chir. 1836.
308. Trousseau et Belloc, Traité practique de la phtisie laryngée. 1837. p. 252.

309. Trousseau et Belloc, Gaz. midi 1833 p. 192. Méd., gaz. 1833.
310. Türck, Ueber Larynxstenose. Allg. Wiener Zeit. 1862.
311. Tudor, The Lancet. 1859.
312. Valleix, Mémoire sur l'oedème de la glotte. Mém. de l'Acad. nationale de méd. t. XI. 1845. p. 52.
313. Verneuil, Laryngite chronique, oedème de la glotte. Gaz. des hôp. 17 oct. 1882.
314. Verneuil et Clado, De l'identité de l'erysipèle et de la lymphangite aiguë. Compt. rend. de l'acad. de scienc. de Paris. Tom. CVIII. p. 714—719.
315. Virchow, Verhandlungen der Berl. med. Gesellschaft. 1887. B. I. p. 80.
316. Volkmann, R., Handbuch der allg. und spec. Chirurgie, herausgegeb. von Pitha und Billroth. Bd. I, Abt. IIa. Erysipel p. 136.
317. Volkmann und Steudener, Zur pathol. Anatomie des Erysipels. Centralbl. f. med. Wissensch. 1868. No. 36. p. 561.
318. Wagner, Abscess der linken aryepiglotischen Falte. Archiv der Heilkunde. 1878. p. 92.
319. Waldenburg, Allgem. med. Centralzeitung. 1865. No. 10.
320. Wannebroucq, Laryngite necrotique aiguë, phlegmon diffus de muscles du larynx, oedème de la glotte. Bull. méd. du Nord. 1864.
321. Watson, Roberts, Case of Cynanche laryngea, succesful treated. The Lond. med. Repository 1816. Vol. VI.
322. Watson, Roberts, On the topical medicatis of the larynx etc. London. 1854.
323. Wendel, O., Ein Fall von Erysipelas laryngis nach Influenza. Inaug.-Diss. Berlin 1892.
324. Woltercom, Med. Zeitschr. von d. Verein f. Heilk. in Preussen. 1860.
325. Woltering, Oedema glottidis. Monatsschr. f. Ohrenheilkunde etc. 1885. No. 7. p. 205.
326. Ziegler, E., Lehrbuch der spec. pathologisch. Anatomie. Jena 1892. Fischer II. B.
327. Ziegler, P., Ueber primäres Larynxerysipel. Deutsches Archiv f. klin. Med. 1889. Bd. 44. p. 397.
328. v. Ziemssen, Handbuch der Krankheiten des Respirationsapparates I. Leipzig 1879 (spec. Pathol. u. Therapie IV. I.).
329. Zülzer, Erysipel. v. Ziemssens Handbuch der Infectionskrankheiten. 1874. Bd. II. 2.

Bei Figur 1 ist durch ein Versehen des Lithographen die Wiedergabe des Mikrometermaasses und der gebrauchten Vergrösserung unterblieben. Die Berechnung aus diesen beiden Factoren ergab für die Mucosa einen Dickendurchmesser von 10—12 μ.

Fig.

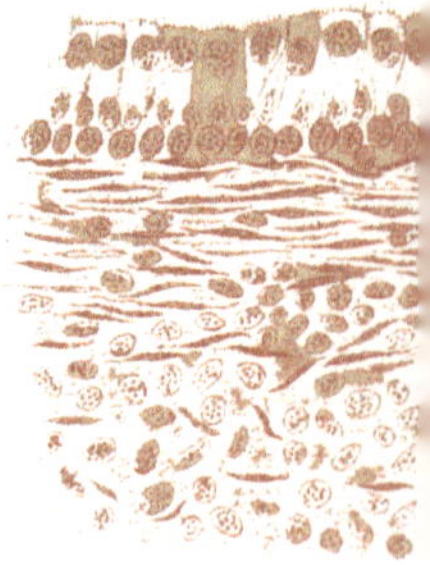

Fig. 2.

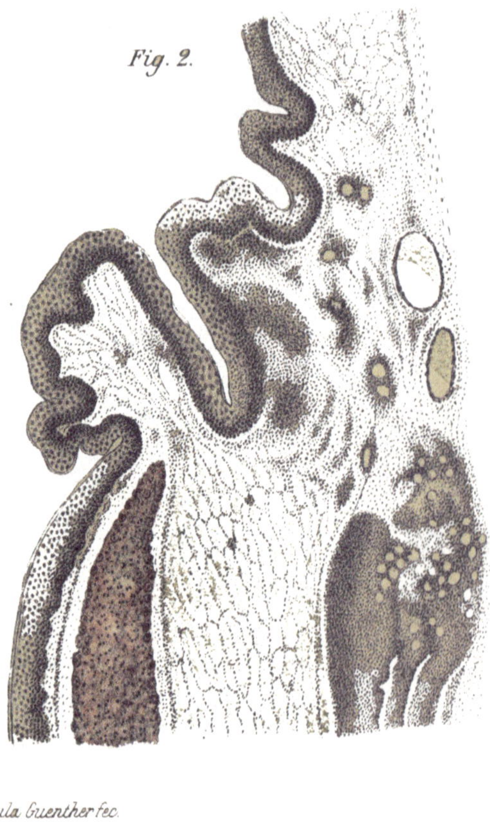

Paula Guenther fec.

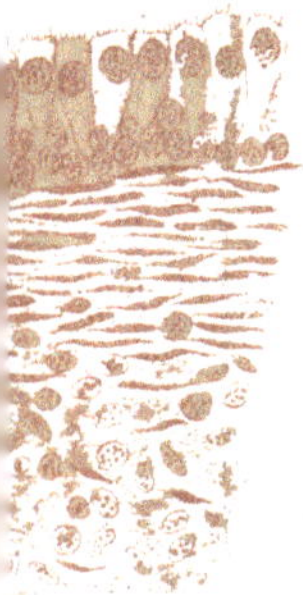

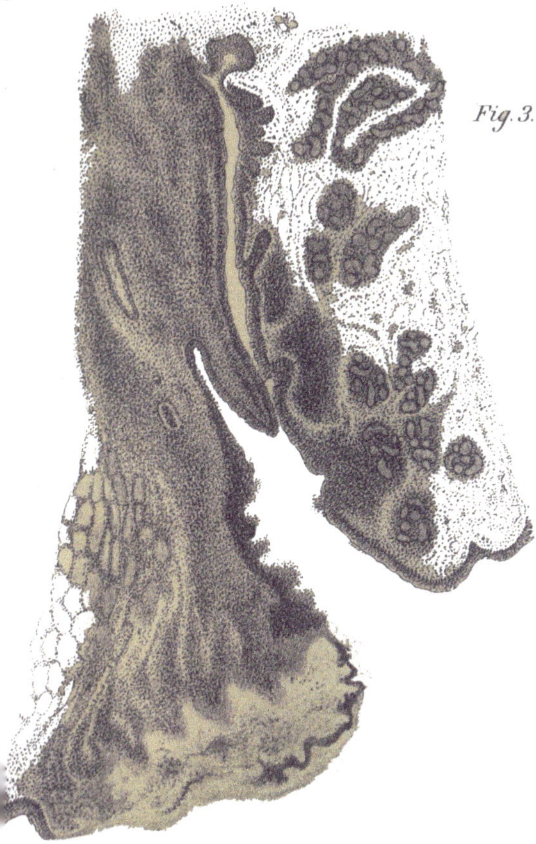

Fig. 3.

W. A. Meyn, Lith. Inst. Berlin S.

FSC
www.fsc.org
MIX
Papier | Fördert
gute Waldnutzung
FSC® C083411

Zeitfracht Medien GmbH
Ferdinand-Jühlke-Straße 7
99095 Erfurt, Deutschland
produktsicherheit@kolibri360.de